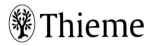

Pareto-Reihe Radiologie

Pareto-Reihe Radiologie

Kopf/Hals

Ulrich Mödder
Mathias Cohnen
Kjel Andersen
Volkher Engelbrecht
Benjamin Fritz

259 Abbildungen

Georg Thieme Verlag
Stuttgart · New York

Bibliografische Information der Deutsche Bibliothek

Die Deutsche Bibliothek verzeichnet diese Publikation in der Deutschen Nationalbibliografie; detaillierte bibliografische Daten sind im Internet über http://dnb.ddb.de abrufbar.

© 2006 Georg Thieme Verlag KG
Rüdigerstraße 14
D-70469 Stuttgart
Telefon: +49/0711/89 31-0
Homepage: www.thieme.de

Printed in Germany

Umschlaggestaltung:
Thieme Verlagsgruppe
Satz: Ziegler + Müller, Kirchentellinsfurt
Druck: Druckhaus Götz, Ludwigsburg

ISBN 3-13-137121-8   1 2 3 4 5 6
ISBN 978-3-13-137121-8

Wichtiger Hinweis: Wie jede Wissenschaft ist die Medizin ständigen Entwicklungen unterworfen. Forschung und klinische Erfahrung erweitern unsere Erkenntnisse, insbesondere was Behandlung und medikamentöse Therapie anbelangt. Soweit in diesem Werk eine Dosierung oder eine Applikation erwähnt wird, darf der Leser zwar darauf vertrauen, dass Autoren, Herausgeber und Verlag große Sorgfalt darauf verwandt haben, dass diese Angabe dem **Wissensstand bei Fertigstellung des Werkes** entspricht.

Für Angaben über Dosierungsanweisungen und Applikationsformen kann vom Verlag jedoch keine Gewähr übernommen werden. **Jeder Benutzer ist angehalten,** durch sorgfältige Prüfung der Beipackzettel der verwendeten Präparate und gegebenenfalls nach Konsultation eines Spezialisten festzustellen, ob die dort gegebene Empfehlung für Dosierungen oder die Beachtung von Kontraindikationen gegenüber der Angabe in diesem Buch abweicht. Eine solche Prüfung ist besonders wichtig bei selten verwendeten Präparaten oder solchen, die neu auf den Markt gebracht worden sind. **Jede Dosierung oder Applikation erfolgt auf eigene Gefahr des Benutzers.** Autoren und Verlag appellieren an jeden Benutzer, ihm etwa auffallende Ungenauigkeiten dem Verlag mitzuteilen.

Geschützte Warennamen (Warenzeichen) werden **nicht** besonders kenntlich gemacht. Aus dem Fehlen eines solchen Hinweises kann also nicht geschlossen werden, dass es sich um einen freien Warennamen handelt.

Das Werk, einschließlich aller seiner Teile, ist urheberrechtlich geschützt. Jede Verwertung außerhalb der engen Grenzen des Urheberrechtsgesetzes ist ohne Zustimmung des Verlages unzulässig und strafbar. Das gilt insbesondere für Vervielfältigungen, Übersetzungen, Mikroverfilmungen und die Einspeicherung und Verarbeitung in elektronischen Systemen.

Warum „Pareto"?

Der Name der Pareto-Reihe leitet sich ab von Vilfredo Pareto (geb. 1848 in Paris, gest. 1923 am Genfer See), der u. a. als Professor für politische Ökonomie an der Universität Lausanne tätig war.

Ihm fiel bei der Betrachtung der Verhältnisse in der Wirtschaft auf, dass viele Fälle vorkommen, in denen keine statistische Normalverteilung herrscht, sondern besonders häufig eine 80:20-Quote zu finden ist.

Dieses „80/20-Pareto-Prinzip" kann man auch in anderen Bereichen des Lebens wiedererkennen. Mit 20% des Aufwands erreicht man in der Regel 80% eines Ergebnisses. Dabei ist es aber relevant, die wichtigsten 20% aller möglichen Aktivitäten oder Mittel korrekt zu identifizieren und sich dann konsequent auf diese zu konzentrieren.

Wir übertragen das Pareto-Prinzip auf die Klinik: 20% aller denkbaren Diagnosen machen 80% Ihres radiologischen Alltags aus. Die Pareto-Reihe ist eine Sammlung der wichtigsten Diagnosen aus jedem Spezialgebiet und soll Ihnen bei der Routinearbeit die nötige Sicherheit geben, damit Sie sich entspannt den ungewöhnlichen Fällen widmen können.

In den Pareto-Bänden finden Sie das Maximum an erforderlichem Wissen in kürzester Zeit und mit minimalem Aufwand. Setzen Sie Ihre persönlichen Ressourcen zum Nutzen Ihrer Patienten sinnvoll ein.

Wir wünschen Ihnen viel Erfolg bei der täglichen Arbeit.

Ihr Georg Thieme Verlag

PS: Für Vorschläge, Tipps und Anregungen zu unserer Pareto-Reihe wären wir Ihnen sehr verbunden. Bitte schreiben Sie an pareto@thieme.de. Vielen Dank.

Anschriften

Mödder, Ulrich, Prof. Dr. med.
Universitätsklinikum Düsseldorf
Institut für Diagnostische Radiologie
Moorenstraße 5
40225 Düsseldorf

Cohnen, Mathias, Priv.-Doz. Dr. med.
Universitätsklinikum Düsseldorf
Institut für Diagnostische Radiologie
Moorenstraße 5
40225 Düsseldorf

Andersen, Kjel, Dr. med.
Universitätsklinikum Düsseldorf
Institut für Diagnostische Radiologie
Moorenstraße 5
40225 Düsseldorf

Engelbrecht, Volkher, Prof. Dr. med.
Institut für Diagnostische und Interventionelle Radiologie
Klinikum St. Marien-Amberg
Mariahilfbergweg 5 – 7
92224 Amberg

Fritz, Benjamin, Dr. med.
Universitätsklinikum Düsseldorf
Institut für Diagnostische Radiologie
Moorenstraße 5
40225 Düsseldorf

Inhalt

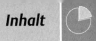

1 Schädelbasis

M. Cohnen, V. Engelbrecht

- Hyperostosis frontalis 1
- Arachnoidalzyste 4
- (En-)Zephalozele 7
- Fibröse Dysplasie 10
- Eosinophiles Granulom 13
- Meningeom 15
- Clivuschordom 17
- Ästhesioneuroblastom 19

2 Felsenbein

M. Cohnen

- Pneumatisation der Pyramidenspitze 22
- Otosklerose/Otospongiose 25
- Felsenbeinanomalien 27
- Felsenbeinfraktur 30
- Primäre oder idiopathische Fazialisparese 33
- Otitis media 36
- Cholesteatom 39
- Akustikusschwannom 42
- Paragangliom/Glomustumor 44
- Rhabdomyosarkom 47

3 Orbita

M. Cohnen, V. Engelbrecht

- Endokrine Orbitopathie 50
- Subperiostaler Abszess 53
- Pseudotumor orbitae 55
- Optikusneuritis 57
- Hämangiom der Orbita 59
- Optikusgliom 62
- Retinoblastom 65
- Melanom der Aderhaut 68
- Optikusmeningeom 70
- Orbitales Lymphom 72
- Orbitaspitzenmetastase 74

4 Nasennebenhöhlen

M. Cohnen

- Normalbefund der Nasennebenhöhlen 76
- Mittelgesichtsfraktur 78
- Sinusitis/Polyposis 81
- Postoperativer Status 84
- Choanalpolyp 86
- Mukozele 89
- Pilzinfektion 91
- Morbus Wegener 94
- Nasen-Rachen-Angiofibrom 97
- Invertiertes Papillom 99
- Karzinom 101
- Non-Hodgkin-Lymphom 103

5 Pharynx — 106

B. Fritz

- Thornwaldt-Zyste 106
- Spondylodiszitis 109
- Peritonsillarabszess 112
- Parapharyngealer Abszess 115
- Pharynxkarzinom 118
- Tonsillenlymphom 122

6 Larynx — 125

K. Andersen

- Normalbefund des Larynx 125
- Laryngozele 126
- Zenker-Divertikel 129
- Larynxödem 132
- Schildknorpelfraktur 135
- Zervikaler prävertebraler Abszess .. 138
- Supraglottisches Karzinom 141
- Glottisches Karzinom 144

7 Mundhöhle — 147

B. Fritz

- Nicht-dentogene Zyste 147
- Mediane Halszyste 150
- Einseitige Muskelatrophie 153
- Dentogene Zyste 156
- Mundhöhlenabszess 159
- Osteomyelitis des Unterkiefers 162
- Ameloblastom 165
- Zungenkarzinom 168
- Mundbodenkarzinom 171

8 Speicheldrüse — 174

K. Andersen

- Normalbefund der Speicheldrüsen . 174
- Speicheldrüsenvarianten 175
- Warthin-Tumor 178
- Ranula 181
- Sialolithiasis/Sialadenitis 183
- Sjögren-Syndrom 187
- Speicheldrüsenabszess 190
- Pleomorphes Adenom 193
- Lymphom der Speicheldrüsen 196
- Speicheldrüsenkarzinom 199

9 Halsweichteile — 202

B. Fritz

Laterale Halszyste ... 202	Zystisches Hygrom ... 217
Zervikales Hämatom ... 205	Hämangiom ... 220
Jugularvenenthrombose ... 208	Nebenschilddrüsenadenom ... 223
Aneurysma/Dissektion der A. carotis interna (ACI) ... 211	Struma (multinodosa, diffusa) ... 226
	Schilddrüsenkarzinom ... 230
Zervikaler Abszess, Phlegmone ... 214	Iatrogene Veränderungen ... 233

10 Lymphknoten — 236

K. Andersen

Normalbefund der Lymphknoten ... 236	Lymphom ... 245
Lymphadenitis colli ... 239	Metastase ... 249
Tuberkulose ... 242	

Sachverzeichnis — 253

Glossar

ACE	Arteria carotis externa
ACI	Arteria carotis interna
ADC	apparent diffusion coefficient
ADEM	akute disseminierte Enzephalomyelitis
AIDS	aquired immuno deficiency syndrome
BSG	Blutkörperchensenkungsgeschwindigkeit
CEA	karzinoembryonales Antigen
CISS	constructive interference in the steady state
CLL	chronisch lymphatische Leukämie
CRP	C-reaktives Protein
CT	Computertomographie/-tomogramm
CTA	CT-Angiographie
DD	Differenzialdiagnose
DSA	digitale Subtraktionsangiographie
DWI	diffusion-weighted imaging
EEC	ectrodactyly ectodermal dysplasia clefting syndrome
FESS	functional endoscopic sinus surgery
FLAIR	fluid attenuated inversion recovery
FOV	field of view
GE	Gradienten-Echo
HBO	hyperbare Oxygenation
HE	Hounsfield-Einheit
HIV	human immunodeficiency virus
HL	Hodgkin-Lymphom
HLA	human leucocyte antigen
HNO	Hals-Nasen-Ohren
HTLV	humanes T-Zell-Leukämie-Virus
HWS	Halswirbelsäule
IE	internationale Einheit
INH	Isoniazid
KM	Kontrastmittel
L/T	Quotient aus Längsdurchmesser und Transversaldurchmesser
MALT	mucosa-associated lymphoid tissue
MEN	multiples endokrines Neoplasiesyndrom
MIBI	Methoxy-isobutyl-isonitril
MPR	multiplanare Reformatierung
MRA	MR-Angiographie
MRT	Magnetresonanztomographie/-tomogramm
NHL	Non-Hodgkin-Lymphom
NNH	Nasennebenhöhlen
PET	Positronenemissionstomographie
PRIND	prolonged reversible ischaemic neurolic deficit
SAPHO	Synovitis, Akne palmoplantare Pustulose, Hyperostose, Osteitis
SI	Signalintensität
SPECT	single photon emission computed tomography
SPIR	spectral presaturation inversion recovery
STIR	short tau inversion recovery
T1w	T1-weighted
T2w	T2-weighted
T3	Triiodthyronin
T4	Tetraiodthyronin (Thyroxin)
TIA	transitorische (transiente) ischämische Attacke
TIS	Tumor in situ
TSH	thyreoidea stimulating hormone
USPIO	ultra small particles of iron oxide
WHO	World Health Organisation
YAG	Yttrium-Aluminium-Granat (Lasermedium)

Hyperostosis frontalis

Kurzdefinition

- **Epidemiologie**
  Inzidenz 4–5 % • Häufig bei Frauen (bis 40 %).
- **Ätiologie/Pathophysiologie/Pathogenese**
  Frontal betonte, meist unregelmäßige Verdickung der Tabula interna der Schädelkalotte • Benigne Variante • Unklare Ätiologie • Assoziation mit einer Reihe von Syndromen, teils mit endokrinologischen Funktionsstörungen (z. B. Morgagni-Syndrom, Stewart-Morel-Syndrom) • Gehäuft bei älteren Diabetikern.

Zeichen der Bildgebung

- **Methode der Wahl**
  CT
- **CT-Befund**
  Unregelmäßige, teils knotige Verdickung der Tabula interna der Schädelkalotte • Sonst erhaltene Knochenstruktur • Keine Destruktion oder Matrixänderung.
- **MRT-Befund**
  Durch den Fettgehalt des Markraums signalreiche Verbreiterung der Schädelkalotte.
- **Pathognomonische Befunde**
  Knotige, unregelmäßige, innenseitig betonte Verdickung der Schädelkalotte.

Klinik

- **Typische Präsentation**
  Fast immer Zufallsbefund • Kann bei verschiedenen Syndromen bzw. endokrinologischen Funktionsstörungen auftreten • Manchmal Kopfschmerz anderer Ätiologie.
- **Therapeutische Optionen**
  Keine.
- **Verlauf und Prognose**
  Benigne Variante.
- **Was will der Kliniker von mir wissen?**
  Ausschluss anderer Differenzialdiagnosen.

Hyperostosis frontalis

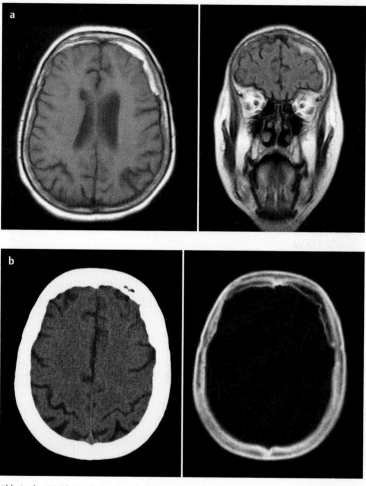

Abb. 1 a, b 80-jährige Patientin mit linksseitigen Kopfschmerzen. MRT: hyperdenser Randsaum in T1w und FLAIR (**a**). CT: irreguläre linksbetonte Hyperostosis frontalis (**b**). Sonst keine Auffälligkeiten.

Differenzialdiagnose

fibröse Dysplasie	– Ersatz des Knochens durch fibroossäres Gewebe vornehmlich im Markraum mit Expansion
Morbus Paget	– meist beidseitig – gemischt osteolytisch-osteoplatische Knochenneubildung
Knochenmetastasen	– z. B. Mamma- oder Prostatatumoren können zu osteosklerotischen Metastasen führen – Anamnese – Szintigraphie
Hyperparathyreoidismus	– Hyperkalzämie – symmetrische Verdickung auch anderer knöcherner Strukturen
Bürstenschädel	– Klinik (Thalassämie) – Markhyperplasie mit radiären Verdichtungen in erweiterter Diploe und Tabula externa

Typische Fehler

Kann im Einzelfall MR-morphologisch von einem schmalen subduralen Hämatom schwierig abgrenzbar sein • Dann ergänzendes CT notwendig.

Ausgewählte Literatur

Chaljub G et al. Unusually exuberant hyperostosis frontalis interna: MRI. Neuroradiology 1999; 41(1): 44–5

Dihlmann W. Computerized tomography in typical hyperostosis cranii (THC). Eur J Radiol 1981; 1(1): 2–8

Monnich H et al. 82-jährige Patientin mit Hyperostosis frontalis, Prognathie, Makroglossie und Cutis gyrata. Internist (Berl) 2004; 45(7): 815–819

Arachnoidalzyste

Kurzdefinition

- **Epidemiologie**
  Keine Altersprädilektion • 75% der Fälle werden im Kindesalter diagnostiziert • Zyste liegt meist im Kleinhirnbrückenwinkel in direkter Nachbarschaft zum Hirnstamm (mittlere Schädelgrube) • In 10% der Fälle in der hinteren Schädelgrube.
- **Ätiologie/Pathophysiologie/Pathogenese**
  Durch Arachnoidea vom übrigen Liquorraum abgegrenzte zystische intrakranielle oder intraspinale Raumforderung.

Zeichen der Bildgebung

- **Methode der Wahl**
  MRT
- **CT-Befund**
  Liquorisodense Raumforderung im Kleinhirnbrückenwinkel • Keine Anreicherung nach KM-Gabe.
- **MRT-Befund**
  Glatt begrenzte Raumforderung in Nachbarschaft des Meatus acusticus internus mit hoher SI in T2w und niedriger SI in T1w • Differenzierung vom Epidermoid durch FLAIR (SI niedrig) und diffw Bild (keine eingeschränkte Diffusivität, niedrige SI, hoher ADC) • Kein Enhancement nach Gd-Gabe.
- **Pathognomonische Befunde**
  Liquorisodense bzw. -intense Formation mit vollständiger SI-Absenkung in FLAIR ohne Diffusionseinschränkung in DWI.

Klinik

- **Typische Präsentation**
  Meist Zufallsbefund • Möglich: Kopfschmerzen, Gangstörungen, Hörstörungen.
- **Therapeutische Optionen**
  Meist keine Therapie erforderlich • Bei Symptomen chirurgische Zysteneröffnung (Fenestrierung).
- **Verlauf und Prognose**
  Keine Größenzunahme • Therapie nur bei eindeutiger Symptomatik notwendig • Sehr gute Prognose • Keine Rezidivtendenz.
- **Was will der Kliniker von mir wissen?**
  Diagnosestellung, bzw. Differenzialdiagnose.

Arachnoidalzyste

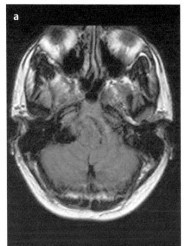
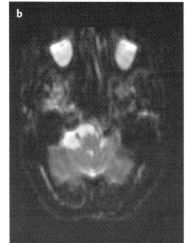
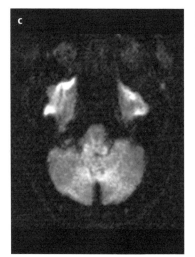

Abb. 2a–c 35-jähriger Patient mit liquorisointenser Formation am rechten Kleinhirnbrückenwinkel. FLAIR: SI vermindert (**a**). T2w Bild: SI hoch (**b**). diffw Bild: hohe Diffusivität, niedrige SI (**c**).

Arachnoidalzyste

Differenzialdiagnose

Epidermoid	– in Standardsequenzen ähnelt die SI einer Raumforderung des Kleinhirnbrückenwinkels
	– nach intrakraniell wachsendes kongenitales Cholesteatom
	– keine Anreicherung
	– eingeschränkte Diffusivität, hohe SI in diffw.
zystische Tumoren (z.B. Meningeom, Schwannom)	– nicht vollständig liquorisodens oder -intens
	– fokales Enhancement nach KM- oder Gd-Gabe

Typische Fehler

Diagnose einer Raumforderung

Ausgewählte Literatur

Dutt SN et al. Radiologic differentiation of intracranial epidermoids from arachnoid cysts. Otol Neurotol 2002; 23(1): 84–92

Kollias SS et al. Cystic malformations of the posterior fossa: differential diagnosis clarified through embryologic analysis. Radiographics 1993; 13(6): 1211–1231

(En-)Zephalozele

Kurzdefinition

- **Epidemiologie**
  1–3/10 000 Geburten • 80 % okzipitale, 5–10 % parietale und frontale Zephalozelen.
- **Ätiologie/Pathophysiologie/Pathogenese**
  Defekt in Schädelkalotte und Dura mit extrakranieller Ausdehnung intrakranieller Strukturen • Meningoenzephalozelen beziehen Liquor, Hirngewebe und Meningen ein • Meningozelen beinhalten nur Meningen und Liquor.
  Ursachen:
    - Schädelbasis und spinal: fehlerhafter Schluss des Neuralrohrs
    - Schädelkalotte: fehlerhafte Wachstumsinduktion der knöchernen Kalotte

Zeichen der Bildgebung

- **Methode der Wahl**
  MRT
- **CT-Befund**
  Knöcherner Defekt mit Protrusion von liquorgefüllten Meningen • Evtl. Hirngewebe enthalten.
- **MRT-Befund**
  Ausdehnung der Meningen durch einen Kalottendefekt ohne oder mit Hirnparenchym.
  Neuralrohrdefekte:
    - okzipitale Enzephalozele: Myelomeningozele
    - parietale Enzephalozele: Mittellinienanomalien, z. B. Balkenagenesie, Holoprosenzephalie
    - frontoethmoidale Enzephalozele: keine assoziierten Anomalien
- **Pathognomonische Befunde**
  Knöcherner Defekt mit prolabierenden meningealen und zerebralen Strukturen.

Klinik

- **Typische Präsentation**
  Pulsatile Raumforderung okzipital oder im Mittelgesicht • Evtl. Atem- oder Schluckstörungen • Hypertelorismus • Bei assoziierten Anomalien neurologische Auffälligkeiten.
- **Therapeutische Optionen**
  Operative Korrektur.
- **Verlauf und Prognose**
  Gute Prognose ohne assoziierte Anomalie • Sonst abhängig vom operativen Ergebnis und weiteren neurologischen Problemen.
- **Was will der Kliniker von mir wissen?**
  Diagnosestellung bzw. Differenzialdiagnose • Assoziierte Anomalien.

(En-)Zephalozele

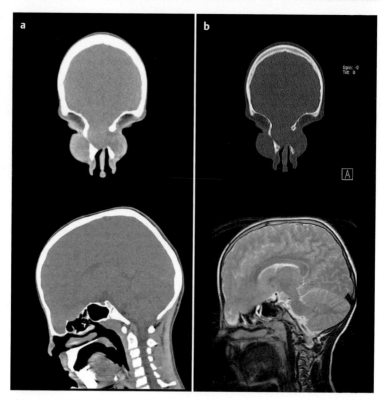

Abb. 3a, b Frontobasale Meningo-Enzephalozele. Darstellung des Knochendefektes in der CT (**a**) mit Ausdehnung des Hirngewebes bis in die Gesichtsweichteile paranasal. Im MRT (**b**) gute Differenzierung des Gehirns und der Meningen (T2w).

Differenzialdiagnose

Epidermoid	– fibröse Verbindung zum Subarachnoidalraum ohne Liquorfistel
	– Ausdehnung bis an das erweiterte Foramen caecum
	– kein extrakranielles Hirngewebe
Hämangiom/Lymphangiom	– kein knöcherner Defekt. Kein extrakranielles Hirngewebe
nasales Gliom	– Tumor aus Astrozyten und Neuroglia mit Verbindung zum Subarachnoidalraum

Typische Fehler

Missdeutung als nicht zum Neurokranium gehörender zystischer oder solider Prozess

Ausgewählte Literatur

Denoyelle F et al. Nasal dermoid sinus cysts in children. Laryngoscope 1997; 107(6): 795–800

Rahbar R et al. Nasal glioma and encephalocele: diagnosis and management. Laryngoscope 2003; 113(12): 2069–2077

Willatt JM et al. Calvarial masses of infants and children. A radiological approach. Clin Radiol 2004; 59(6): 474–486

Fibröse Dysplasie

Kurzdefinition

▶ **Epidemiologie**
Tritt häufig in den ersten 3. Lebensjahrzehnten auf (75%) • 25% in der Kopf-Hals-Region • Ca. 75% monostotischer Befall.

▶ **Ätiologie/Pathophysiologie/Pathogenese**
Ersatz des Knochenmarks durch zellreiches Bindegewebe mit irregulärer Knochenneubildung • Genetisch bedingt gesteigerte Zellproliferation mit mangelhafter Differenzierung • Produktion desorganisierter Knochenmatrix • McCune-Albright-Syndrom: polyostotische Form, Pubertas praecox, Hyperpigmentierung.

Zeichen der Bildgebung

▶ **Methode der Wahl**
CT

▶ **CT-Befund**
„Milchglastrübung" des aufgetriebenen Knochens • Bei vorwiegend nicht ossifizierter Matrix auch osteolytischer Aspekt möglich (20%) • Sklerotische Läsionen (25%) • Tabula interna und externa normal.

▶ **MRT-Befund**
Meist niedrige SI in T1w und T2w • Teils inhomogene SI in T1w • Inhomogenes Enhancement nach Gd-Gabe • Hohe SI in T2w möglich.

▶ **Pathognomonische Befunde**
„Milchglastrübung" eines aufgetriebenen Knochens.

Klinik

▶ **Typische Präsentation**
Kann Zufallsbefund sein • Schmerzen • Umschriebene Schwellung • Kraniofaziale Asymmetrie (v. a. polyostotischer Befall) • Nervenkompressionssyndrom • Spontanfrakturen (z. B. Mandibula) • Bei beidseitigem Unterkieferbefall Cherubismus (autosomal dominant).

▶ **Therapeutische Optionen**
Operative Entfernung bzw. Korrektur nur bei pathologischer Fraktur oder neurologischer Symptomatik • Keine Strahlentherapie, da Malignisierung möglich!

▶ **Verlauf und Prognose**
Spontane Rückbildung möglich • Meist Wachstumsstopp (v. a. monostotische Form).

▶ **Was will der Kliniker von mir wissen?**
Diagnosestellung • Verlauf.

Fibröse Dysplasie

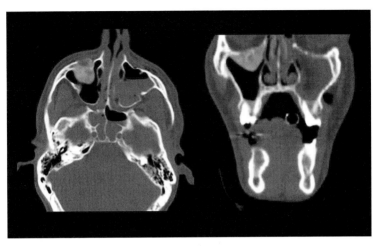

Abb. 4 32-jähriger Patient mit Zufallsbefund einer fibrösen Dysplasie der rechten Kieferhöhle. Axiales CT (links) und koronare MPR (rechts) mit „Milchglastrübung" des aufgetriebenen Knochens am Orbitaboden.

Differenzialdiagnose

Morbus Paget	– Befall von Os temporale und Kalotte, nicht jedoch des Gesichtsschädels – inhomogene Knochendichte – Nebeneinander von Osteosklerose und lytischen Arealen
Osteomyelitis	– klinische Symptome – Anamnese
ossifizierendes Fibrom	– dicker Knochenrand – niedrige Dichte des Markraums
Tumoren (z. B. Riesenzelltumor, eosinophiles Granulom)	– meist destruktives Wachstum – kann von monostotischer Form nicht zu differenzieren sein

Typische Fehler

Diagnose eines malignen Tumors in der MRT ohne ergänzende CT (Methode der Wahl).

Fibröse Dysplasie

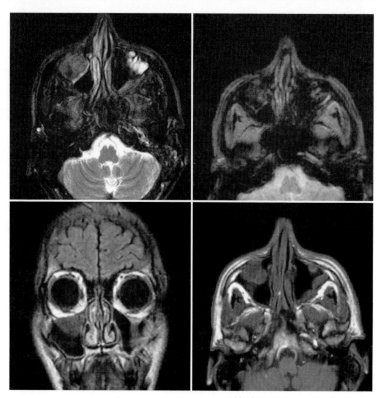

Abb. 5 MRT des selben Patienten. SI-Absenkung in allen Sequenzen.

Ausgewählte Literatur

Chong VF et al. Fibrous dysplasia involving the base of the skull. AJR Am J Roentgenol 2002; 178(3): 717–720

Kransdorf MJ et al. Fibrous dysplasia. Radiographics 1990; 10(3): 519–537

Pollandt K et al. Fibröse Dysplasie. Pathologe 2002; 23(5): 351–356

Eosinophiles Granulom

Kurzdefinition

- **Epidemiologie**
  5.–20. Lebensjahr. 60–80 % der Histiozytosen bleiben lokalisiert.
  Morbus Hand-Schüller-Christian: Disseminierte chronische Form • Häufigkeit: 14–40 % • Altersgipfel: 3.–5. Lebensjahr.
  Morbus Abt-Letterer-Siwe: Disseminierte akute Form • Selten • Altersgipfel: 1.–3. Lebensjahr.
- **Ätiologie/Pathophysiologie/Pathogenese**
  Genetisch, infektiös und/oder immunologisch bedingtes Geschehen • Proliferation und Infiltration von lipidbeladenen Histiozyten (Langerhans-Zellen) in verschiedenen Geweben und Organen • Nachfolgend inflammatorische Reaktion.

Zeichen der Bildgebung

- **Methode der Wahl**
  CT, MRT mit Gd-Gabe
- **CT-Befund**
  Umschriebene Osteolyse ohne Sklerosesaum • Manchmal unscharf begrenzt • Im CT Weichteilkomponente mit KM-Anreicherung sichtbar.
- **MRT-Befund**
  Meist niedrige SI in T1w und T2w • Hohe SI in T2w möglich • Enhancement nach Gd-Gabe.
- **Pathognomonische Befunde**
  Scharf begrenzte Osteolyse mit Weichteilkomponente.

Klinik

- **Typische Präsentation**
  Meist nur asymptomatische Läsion • 50 % Schädelkalotte, 3 % anteriore Schädelbasis.
  Morbus Hand-Schüller-Christian: Exophthalmus, Diabetes insipidus, lytische Kalottenläsion (10 %), evtl. Schmerzen, Schwellung, Fieber.
- **Therapeutische Optionen**
  Kürettage und Spongiosaauffüllung unifokaler Läsionen • Evtl. Cortison, Zytostatika oder niedrig dosierte Bestrahlung.
- **Verlauf und Prognose**
  Das eosinophile Granulom ist benigne mit guter Prognose (Spontanremission) • Kürettage bei spontaner pathologischer Fraktur • *Morbus Abt-Letterer-Siwe:* rasch progredienter Verlauf mit letalem Ausgang.
- **Was will der Kliniker von mir wissen?**
  Diagnosebestätigung.

Eosinophiles Granulom

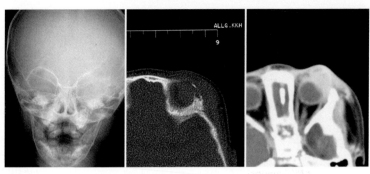

Abb. 6 Glatt begrenzte Osteolyse links supraorbital mit kräftig KM-anreicherndem Weichgewebe (CT)

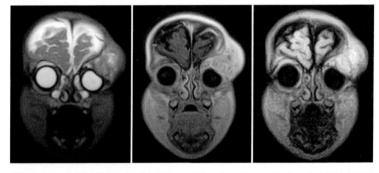

Abb. 7 Intermediäre SI (T2w) mit kräftig anreicherndem Gewebsanteil nach Gd-Gabe (MRT desselben Patienten).

Differenzialdiagnose

Knochentumor (z. B. Ewing-Sarkom)	– unscharf begrenzte, permeative Osteolyse – Sicherung durch Biopsie notwendig
Osteomyelitis	– Anamnese, Klinik – Ödemzone im MRT
Dermoid	– expansiver Charakter, zarte Randsklerose

Typische Fehler

Differenzialdiagnose zum Ewing-Sarkom übersehen.

Meningeom

Kurzdefinition

▶ **Epidemiologie**
Inzidenz 2–3/100 000 pro Jahr • 17% aller intrakraniellen Tumoren • 90% supratentoriell • Altersgipfel 40.–50. Lebensjahr.

▶ **Ätiologie/Pathophysiologie/Pathogenese**
Benigner Tumor aus meningealen Zellen • Genetische Ursachen • Assoziation zu Neurofibromatose Typ II • Progesteronrezeptor-positiv.
Histologische Einteilung (WHO):
- ca. 90% „benigne" Meningeome
- 5–7% atypische Meningeome
- 1–2% anaplastische Meningeome

Zeichen der Bildgebung

▶ **Methode der Wahl**
MRT mit Gd-Gabe.

▶ **CT-Befund**
Rundliche oder flächige Raumforderung, die extraaxial meningeal liegt • 70–75% hyperdens • 20–25% Kalzifikationen • Kräftiges Enhancement nach KM-Gabe • Teils ossäre Reaktion (Hyperostose) bzw. Demineralisierung • Extrakranielles Tumorwachstum möglich.

▶ **MRT-Befund**
Hirnisodens in T1w mit kräftigem Enhancement nach Gd-Gabe • 60% mit duralem Ausläufer („tail") • SI in T2w variabel.

Klinik

▶ **Typische Präsentation**
Neurologische Symptome sind abhängig von der Lokalisation • Kleine Meningeome sind nicht selten ein Zufallsbefund • Kopfschmerzen • Riechstörung • Ophthalmoplegie.

▶ **Therapeutische Optionen**
Operative Resektion • Je nach Lokalisation stereotaktische Bestrahlung • Präoperative Embolisation möglich (arterielle Versorgung aus der A. meningea media).

▶ **Verlauf und Prognose**
Gutartig • 5-Jahres-Rezidiv-Rate von 5–7% (benigne Menigeome) bis zu 75% (anaplastische Menigeome).

▶ **Was will der Kliniker von mir wissen?**
Diagnose • Ausdehnung • Beziehung zu Nachbarstrukturen.

Meningeom

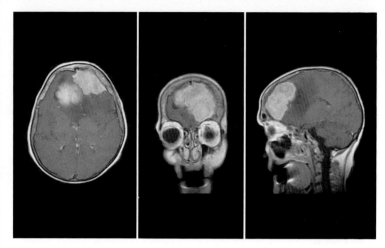

Abb. 8 Frontobasales Meningeom mit kräftigem Enhancement nach Gd-Gabe. Erhebliche Raumforderung intrakraniell, kein Durchbruch durch die Schädelbasis.

Differenzialdiagnose

Schwannom	– kein Duraausläufer
	– T2w hyperintens
Metastase	– ossäre Destruktion
	– kein Duraausläufer
	– T2w hyperintens
Ästhesioneuroblastom	– Lokalisation
	– Durchbruch durch Lamina cribrosa in Ethmoidalzellen

Typische Fehler

Diagnose einer Metastase bzw. eines malignen Tumors.

Ausgewählte Literatur

Laine FJ et al. CT and MR imaging of the central skull base. Part 2. Pathologic spectrum. Radiographics 1990; 10(5): 797–821

Macdonald AJ et al. Primary jugular foramen meningioma: imaging appearance and differentiating features. AJR Am J Roentgenol 2004; 182(2): 373–377

Turowski B et al. Interventional neuroradiology of the head and neck. Neuroimaging Clin N Am 2003; 13(3): 619–645

Clivuschordom

Kurzdefinition

- **Epidemiologie**
  3–4% aller primären Knochentumoren • Altersgipfel: 50.–70. Lebensjahr • In 35% der Fälle an der Schädelbasis.
- **Ätiologie/Pathophysiologie/Pathogenese**
  Lokal destruierender Mittellinientumor • Geht aus von Zellen des Notochord (Reste der primitiven Chorda dorsalis) • Myxoide Matrix um undifferenzierte blasige Zellen.

Zeichen der Bildgebung

- **Methode der Wahl**
  MRT mit Gd-Gabe.
- **CT-Befund**
  Areale geringer Dichte in Knochen und angrenzendem Weichgewebe • Ossäre Destruktion (95%) • Intratumorale Verkalkungen (50%) und Knochenfragmente • Mäßiges Enhancement nach KM-Gabe.
- **MRT-Befund**
  Niedrige SI in T1w mit deutlichem Enhancement nach Gd-Gabe • Hohes Signal in T2w • Bei Kalzifikationen und Einblutungen Inhomogenitäten.
- **Pathognomonische Befunde**
  Destruktive Mittellinienläsion mit extraossärem Anteil und Enhancement.

Klinik

- **Typische Präsentation**
  (Kopf-) Schmerzen • Diplopie • Hirnnervensymptomatik.
- **Therapeutische Optionen**
  Operative Entfernung kombiniert mit stereotaktischer Bestrahlung.
- **Verlauf und Prognose**
  Langsames Wachstum • Sehr selten Metastasen • Hohe Rezidivhäufigkeit nach alleiniger operativer Entfernung • Nach Protonenstrahltherapie 30–45% Rezidive innerhalb von 5 Jahren • In der Rezidivsituation 5-Jahre-Überlebensrate 5%.
- **Was will der Kliniker von mir wissen?**
  Diagnose • Ausdehnung und Beziehung zu Nachbarorganen (z.B. A. carotis interna bzw. Sinus cavernosus).

Clivuschordom

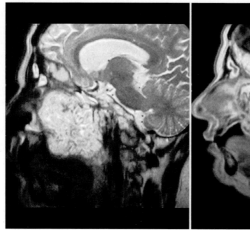
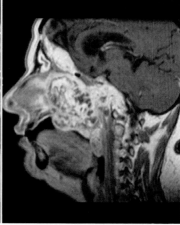

Abb. 9 Ausgedehnter Mittellinientumor mit typischem Signalverhalten. Hohe SI in T2w sowie kräftiges, inhomogenes Enhancement nach Gd-Gabe (T1w).

Differenzialdiagnose

Chondrosarkom	– Lokalisation an der Fissura petrooccipitalis
Metastase	– bildmorphologisch ähnlich, aber nur sehr selten in der Mittellinie
Plasmozytom	– osteodestruktive Läsion im Clivus möglich
	– niedrige SI in T2w

Typische Fehler

Diagnose einer Metastase – Mittellinienbezug beachten.

Ausgewählte Literatur

Erdem E et al. Comprehensive review of intracranial chordoma. Radiographics 2003; 23(4): 995–1009

Soo MY. Chordoma: review of clinicoradiological features and factors affecting survival. Australas Radiol 2001; 45(4): 427–434

St Martin M et al. Chordomas of the skull base: manifestations and management. Curr Opin Otolaryngol Head Neck Surg 2003; 11(5): 324–327

Ästhesioneuroblastom

Kurzdefinition

- **Epidemiologie**
  Altersgipfel: 30.–50. Lebensjahr • 16–33% aller NNH-Tumoren für dieses Alter • 2% aller malignen NNH-Tumoren.
- **Ätiologie/Pathophysiologie/Pathogenese**
  Neuroendokrines Malignom • Geht aus vom N. olfactorius bzw. vom Riechepithel (olfaktorisches Neuroblastom).
  Staging nach Kadish:
    - Typ A: Tumor in Nasenhaupthöhle
    - Typ B: Übergreifen auf NNH
    - Typ C: weitere Ausdehnung

Zeichen der Bildgebung

- **Methode der Wahl**
  MRT mit Gd-Gabe
- **CT-Befund**
  Homogene, weichteildichte Raumforderung • Deutliches Enhancement nach KM-Gabe • Kalzifikationen möglich • Osteodestruktion der vorderen Schädelbasis.
- **MRT-Befund**
  Intermediäres Signal auf allen Sequenzen • Homogenes Enhancement nach Gd-Gabe • In T2w gute Differenzierung von Tumor und retiniertem Sekret • Zystische Läsionen im intrakraniellen Anteil möglich.
- **Pathognomonische Befunde**
  Glockenförmiger Tumor mit Ausdehnung durch Lamina cribrosa in Ethmoidalzellen und Nasenhaupthöhle.

Klinik

- **Typische Präsentation**
  Einseitige Raumforderung der Nase • Evtl. Obstruktion der Nasenhöhle • Epistaxis • Schmerzen.
- **Therapeutische Optionen**
  Operative Entfernung • Evtl. ergänzend Radiatio oder Chemotherapie.
- **Verlauf und Prognose**
  5-Jahre-Überlebensrate ist stadienabhängig: bei Kadish-Typ A 75–80%, Typ B 68%, Typ C 41% • Resektion in 90% kurativ • Rezidivrate 20% nach 8 Jahren.
- **Was will der Kliniker von mir wissen?**
  Diagnose • Ausdehnung.

Ästhesioneuroblastom

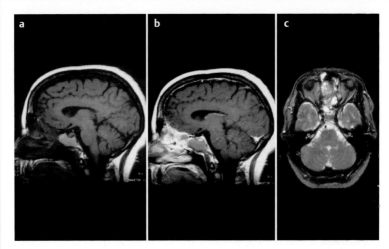

Abb. 10 a – c Ästhesioneuroblastom: In T1w (**a**) hypointenser Tumor der Mittellinie mit kräftigem Enhancement nach Gd-Gabe (**b**). In T2w signalinhomogen (**c**).

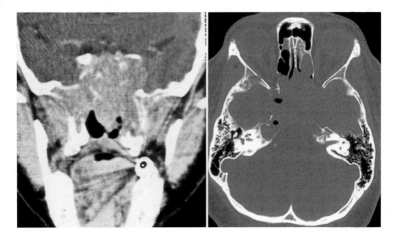

Abb. 11 Ausgedehntes Ästhesioneuroblastom mit Destruktion der knöchernen Schädelbasis. Auch im CT kräftige KM-Aufnahme.

Differenzialdiagnose

NNH-Karzinom
– abhängig von Lokalisation kann Differenzierung unmöglich sein

Olfaktoriusmeningeom
– Duraausläufer
– selten Durchbruch in Nasenhaupthöhle oder NNH

Typische Fehler

Bei einem kranial gelegenen Mittellinientumor der NNH sollte immer an ein Ästhesioneuroblastom gedacht werden.

Ausgewählte Literatur

Bradley PJ et al. Diagnosis and management of esthesioneuroblastoma. Curr Opin Otolaryngol Head Neck Surg 2003; 11(2): 112–118

Loevner LA et al. Imaging of neoplasms of the paranasal sinuses. Magn Reson Imaging Clin N Am 2002; 10(3): 467–493

Pickuth D et al. Computed tomography and magnetic resonance imaging features of olfactory neuroblastoma: an analysis of 22 cases. Clin Otolaryngol 1999; 24(5): 457–461

Pneumatisation der Pyramidenspitze

Kurzdefinition

- **Epidemiologie**
  Besteht bei ca. ⅓ der Patienten • 5% asymmetrisch pneumatisiert • Bei 1% Flüssigkeitsretention oder Belüftungsstörung.
- **Ätiologie/Pathophysiologie/Pathogenese**
  Belüftete Felsenbeinspitze • Angeborene anatomische Variante.

Zeichen der Bildgebung

- **Methode der Wahl**
  CT, MRT
- **CT-Befund**
  Asymmetrisch pneumatisierte Felsenbeinspitze • Erscheinungsbild vergleichbar dem Mastoid • Bei Belüftungsstörung, Flüssigkeitsretention bzw. Verfettung anatomisch regelrechte Darstellung mit verschatteten Zellen und erhaltener Trabekelstruktur.
- **MRT-Befund**
  Niedrige SI in T1w und T2w • Hohe SI in T2w (Flüssigkeitsretention) • Zunehmende SI in T1w (zunehmender Eiweißgehalt) • DD: asymmetrische Verfettung.
- **Pathognomonische Befunde**
  Wabenartige Struktur der lufthaltigen Felsenbeinspitze • Bei Verfettung hohe SI in T1w und T2w im MRT ohne Raumforderung.

Klinik

- **Typische Präsentation**
  Keine klinischen Beschwerden • Zufallsbefund.
- **Therapeutische Optionen**
  Keine Behandlung notwendig.
- **Verlauf und Prognose**
  Gut, wenn kein Eingriff erfolgt.
- **Was will der Kliniker von mir wissen?**
  Raumforderung oder anatomische Variante

Pneumatisation der Pyramidenspitze

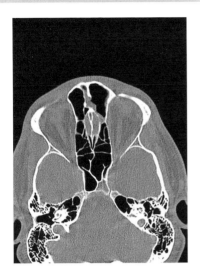

Abb. 12 Pneumatisierte Felsenbeinspitze beidseits. Erscheinungsbild ähnlich dem Mastoid mit lufthaltiger Trabekelstruktur.

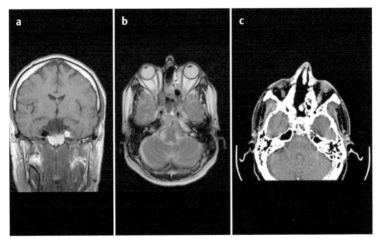

Abb. 13 a–c Asymmetrische Verfettung der Felsenbeinspitze. Zufallsbefund in der MRT mit hoher SI in T1w (**a**) und T2w (**b**), das CT (**c**) zeigt eine regelrechte knöcherne Struktur mit fettäquivalenten Dichtewerten ohne Raumforderung.

Differenzialdiagnose

Cholesteringranulom	– Raumforderung mit hoher SI in T1w und T2w – kein Enhancement nach Gd-Gabe
Epidermoid, Mukozele	– oväläre Raumforderung – niedrige SI in T1w – kein Enhancement nach Gd-Gabe
Tumoren	– Raumforderung mit niedriger SI in T1w – mäßiges Enhancement nach Gd-Gabe

Typische Fehler

Verdachtsdiagnose eines Cholesteringranuloms oder Tumors ohne Raumforderungszeichen • Zur Differenzierung evtl. Ergänzung der MRT mit CT (erhaltene Trabekelstruktur!) und/oder Verlaufskontrolle.

Ausgewählte Literatur

Casselman JW et al. Bildgebung des Innenohres. Radiologe 1997; 37(12): 954–963

Greess H et al. CT und MRT des Felsenbeins. HNO 2002; 50(10): 906–919

Moore KR et al. ‚Leave me alone' lesions of the petrous apex. AJNR Am J Neuroradiol 1998; 19(4): 733–738

Otosklerose/Otospongiose

Kurzdefinition

- **Epidemiologie**
  Etwa 1% der Bevölkerung betroffen • Autosomal dominante Vererbung • Etwa ⅔ weibliche Prädominanz • In 80–85% beidseitig.
- **Ätiologie/Pathophysiologie/Pathogenese**
  Osteodystrophie des Labyrinths • Ätiologie unklar • Ersatz des im Felsenbein persistierenden enchondralen Knochens durch spongiösen Knochen, der zunehmend in Plaques kalzifiziert („Spongiose") • Fenestrale Otosklerose häufiger (ca. 85%) als kochleäre/retrofenestrale Form (ca 15%) • Bei kochleärer Form fast immer fenestrale gleichzeitig.

Zeichen der Bildgebung

- **Methode der Wahl**
  CT (hochauflösend)
- **CT-Befund**
  Umschriebene, meist punktförmige oväläre Aufhellung des Felsenbeins direkt am ovalen Fenster, beginnend am vorderen Rand • Kochleäre, umschriebene, halbkreisartige oder bogenförmige Dichteabsenkung des Knochens • Später progrediente Verknöcherung des ovalen Fensters.
- **MRT-Befund**
  Diskrete SI-Anhebung in T2w kann sichtbar sein • Bei aktiver Erkrankung (Knochenumbau) mitunter punktförmige KM-Anreicherungen.
- **Pathognomonische Befunde**
  Umschriebene Hypodensität des Felsenbeins am Vorderrand des ovalen Fensters oder um die Kochlea.

Klinik

- **Typische Präsentation**
  Schallleitungsschwerhörigkeit (fenestraler Typ) • Sensoneuraler Hörverlust (kochleärer Typ) • Kombination von fenestralem und kochleärem Typ möglich • Tinnitus.
- **Therapeutische Optionen**
  Stapesplastik.
- **Verlauf und Prognose**
  Progress der Schwerhörigkeit meist nicht aufzuhalten.
- **Was will der Kliniker von mir wissen?**
  Diagnosestellung • DD anderer Ursachen für Schwerhörigkeit oder Tinnitus.

Otosklerose/Otospongiose

Abb. 14 Otosklerose mit unscharfen, spongiösen Herden in der Nachbarschaft der Schnecke und verstärkter Sklerosierung des ovalen Fensters.

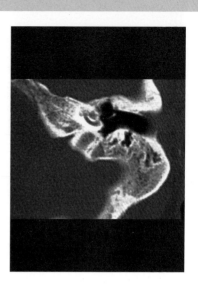

Differenzialdiagnose

fibröse Dysplasie	– homogene milchglasartige Knochenverdichtung des gesamten Felsenbeins
	– Aussparung des Innenohrs möglich
Morbus Paget	– diffuse Beteiligung der Schädelbasis bei mon- oder polypostotischem Befall
	– teils Knochendichteminderung
	– teils fokale Dichteanhebung
postinflammatorische Knochenneubildung	– nicht nur auf das ovale Fenster beschränkt
Otosyphilis	– diffuse permeative Osteolysen

Typische Fehler

Diskrete Läsionen antefenestral können übersehen werden.

Ausgewählte Literatur

Grampp S et al. CT und MRT erworbener Veränderungen des Innenohrs und Kleinhirnbrückenwinkels. Radiologe 2003; 43(3): 213–218

Weissman JL et al. Imaging of tinnitus: a review. Radiology 2000; 216(2): 342–349

Felsenbeinanomalien

Kurzdefinition

- **Epidemiologie**
  Gehörgangsatresie: 1/3300–10 000 Geburten ● Meist isoliert.
- **Ätiologie/Pathophysiologie/Pathogenese**
  Angeborene Fehlbildungen des äußeren Gehörgangs oder des Innenohrs ● Genetisch bedingt ● Infektionsgetriggerte oder medikamententoxische (z. B. Thalidomid) Unterbrechung der normalen Innenohrentwicklung (Einstülpung der Ohrengrube zur Ohrenzyste im Felsenbein; später mediale und ventrale Verlängerung bzw. Ausstülpungen mit Ausbildung der Bogengänge bzw. der Kochlea).

Zeichen der Bildgebung

- **Methode der Wahl**
  CT (hochauflösend)
- **CT-Befund**
  Gehörgangsatresie: Weichteildichte oder knöcherne Verlegung des äußeren Gehörgangs bei sonst regelrechtem Innenohr.
  Innenohrfehlbildung: Kochleaaplasie ● Mondini-Malformation (inkomplette Kochleaentwicklung mit reduzierter Windungszahl, evtl. assoziierte Bogenganganomalie) ● Goldenhar-Syndrom (nur hinterer oberer Bogengang, erweiterter Ductus lymphaticus) ● Vestibuläres Aquäduktsyndrom (vergrößerter Saccus endolymphaticus) ● Michel-Dysplasie (völlig fehlende Entwicklung des Innenohrs, sehr selten).
- **MRT-Befund**
  Hochauflösende Steady-state-Sequenzen (z. B. CISS) ● Flüssigkeitsgefüllte Innenohrstrukturen werden ohne typische anatomische Konfiguration abgebildet (z. B. zystische Kochlea, fehlende Bogengänge) ● Wichtig: Darstellung des inneren Gehörgangs und seiner Strukturen (N. vestibulocochlearis).
  Wichtige Strukturen zur Beurteilung: oberer, hinterer und lateraler (horizontaler Bogengang) ● Kochlea (2,5 Windungen) ● Regelrechte Position und Form der Ossikelkette ● Normaler äußerer Gehörgang.
- **Pathognomonische Befunde**
  Verschluss des äußeren Gehörgangs durch Weichgewebe oder knöchern ● Mondini-Malformation: fehlende Windungen und große Öffnung der Kochlea ● Goldenhar-Syndrom: nur 1 Bogengang.

Felsenbeinanomalien

Abb. 15 CT des rechten Felsenbeins eines 6-jährigen Kindes mit schwerer Innenohrdysplasie und zystischer Kochlea.

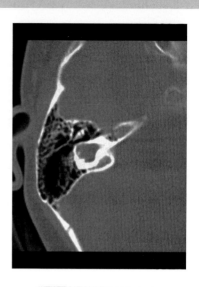

Klinik

▶ **Typische Präsentation**
Sensorineurale Schwerhörigkeit • Sekundäre Sprachentwicklungsverzögerung • Mikrotie.

▶ **Therapeutische Optionen**
Kochleaimplant.

▶ **Was will der Kliniker von mir wissen?**
Diagnosestellung • Bei Gehörgangsatresie: normale Innenohrentwicklung (Ossikelkette, Kochlea)? • Normale Entwicklung der nervalen Strukturen?

Typische Fehler

Hochauflösende Dünnschicht-CT erforderlich.

Ausgewählte Literatur

Bamiou DE et al. Temporal bone computed tomography findings in bilateral sensorineural hearing loss. Arch Dis Child 2000; 82(3): 257–260

Benton C et al. Imaging of congenital anomalies of the temporal bone. Neuroimaging Clin N Am 2000; 10(1): 35–53

Graham JM et al. Congenital malformations of the ear and cochlear implantation in children: review and temporal bone report of common cavity. J Laryngol Otol Suppl 2000; 25: 1–14

Felsenbeinanomalien

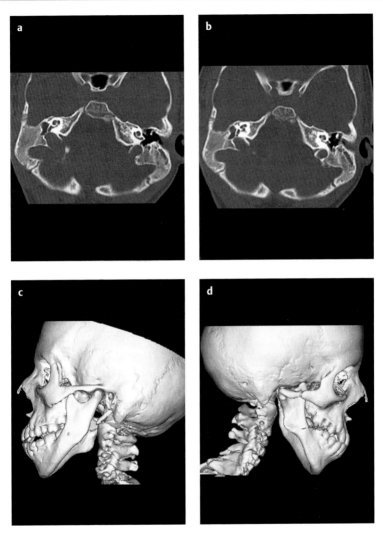

Abb. 16 a–d 13-jähriger Junge mit einem Goldenhar-Syndrom. Die axialen CT-Bilder zeigen die rechtsseitige Gehörgangsatresie und das Fehlen der Gehörknöchelchen (**a, b**). Im Seitenvergleich demonstriert die 3D-Rekonstruktion den fehlenden Meatus acusticus externus rechts (**c, d**).

Felsenbeinfraktur

Kurzdefinition

- **Epidemiologie**
  70–80% Längsfrakturen.
- **Ätiologie/Pathophysiologie/Pathogenese**
  Meist stumpfes Kopftrauma • Frakturen verlaufen entlang der Linien mit geringstem Widerstand, oft zwischen Fissuren oder Foramina.

Zeichen der Bildgebung

- **Methode der Wahl**
  CT
- **CT-Befund**
  Oft irreguläre Aufhellungslinie, die anatomische Strukturen kreuzt • Fissur evtl. nicht von einer Sutur zu differenzieren • Ausdehnung der Fraktur in benachbarte Strukturen (äußerer Gehörgang, Kiefergelenk) • Fraktur des Paukenhöhlendachs • Verschattung des Tympanon • Dissektion oder Okklusion der A. carotis interna.
- **MRT-Befund**
  Hämatom bzw. Ödem des Felsenbeins • Unterbrechung der Hirnnerven • Verändertes Flusssignal der A. carotis interna (MRA). Ggf. DSA (Karotisangiographie) zur Differenzierung zwischen Dissektion und Verschluss.
- **Pathognomonische Befunde**
  Längs oder quer zur Pyramidenachse verlaufende Frakturlinie.

Klinik

- **Typische Präsentation**
  - Längsfraktur: 65% akuter Hörverlust (Hämatotympanon, Trommelfellriss, Gehörknöchelchendislokation) • 40–50% Liquorrhö • 20–25% meist passagere Fazialisparese
  - Querfraktur: 50% Innenohrschäden (Innenohrtaubheit, Schwindel, Nystagmus) • 40–50% Fazialisparese
- **Therapeutische Optionen**
  Unkomplizierte Frakturen sind nicht behandlungsbedürftig • Bei Gehörknöchelchendislokation operative Korrektur • Bei Hämatom Dekompression des N. facialis • Bei Liquorfistel operative Deckung.
- **Verlauf und Prognose**
  Komplikationen: Fazialisparese • Mittelohrentzündung • Otogene Meningitis • Abszedierung bei Verletzung der Dura mater.
- **Was will der Kliniker von mir wissen?**
  Diagnose • Verletzung des Innenohrs, der Hirnnerven und der A. carotis interna • Komplikationen.

Felsenbeinfraktur

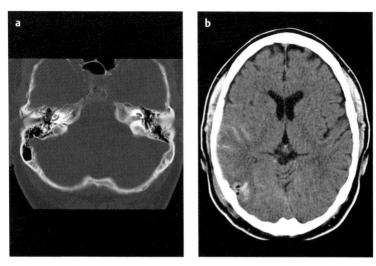

Abb. 17 a, b Felsenbeinquerfraktur rechts mit kleiner Einblutung im Tympanon. Begleitende Subarachnoidalblutung.

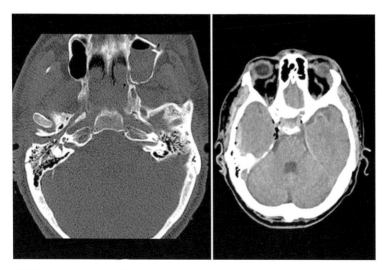

Abb. 18 Felsenbeinlängsfraktur rechts mit Einblutung in das Tympanon. Ausdehnung der Fraktur bis zur Hinterwand des äußeren Gehörgangs. Begleitende epidurale Blutung und intrakranielle Lufteinschlüsse.

Felsenbeinfraktur

Differenzialdiagnose

Pseudofrakturen — physiologische Strukturen (Seitenvergleich!)
(Suturen, Frakturen) — Frakturen enden an Suturen

Typische Fehler

Fehlinterpretation von Suturen (petrookzipital, temporookzipital, okzipitomastoidal) oder Fissuren (tympanosquamös, tympanomastoidal, petrotympanal).

Ausgewählte Literatur

Swartz JD. Temporal bone trauma. Semin Ultrasound CT MR 2001; 22(3): 219–228

Turetschek K et al. Schläfenbeintrauma und Bildgebung. Radiologe 1997; 37(12): 977–982

Primäre oder idiopathische Fazialisparese

Kurzdefinition

- **Ätiologie/Pathophysiologie/Pathogenese**
  - primäre Fazialisparese: wahrscheinlich viral (Herpes simplex) bedingte, periphere, akute Schädigung des VII. Hirnnervs
  - sekundäre Fazialisparese: bei tumorösen Erkrankungen (Neurinom, Schwannom), Raumforderungen im Nervenverlauf (v. a. Parotistumoren), Sarkoidose, Borreliose, Cholesteatom und Encephalomyelitis disseminata

Zeichen der Bildgebung

- **Methode der Wahl**
  MRT mit Gd-Gabe
- **CT-Befund**
  Bei idiopathischer Fazialisparese unauffällig ● Raumforderung im inneren Gehörgang ● Destruktion oder Raumforderung des Felsenbeins ● In den Fazialiskanal ziehende Fraktur ● Parotistumor.
- **MRT-Befund**
  Lineares oder fokales Enhancement im Verlauf des Canalis n. facialis, v. a. im mastoidalen Abschnitt ● Raumforderung (z. B. Neurinom).
- **Pathognomonische Befunde**
  Deutliche Anreicherung nach Gd-Gabe im inneren Gehörgang, am äußeren Fazialisknie oder im mastoidalen Abschnitt.

Klinik

- **Typische Präsentation**
  Plötzlich auftretende Fazialisparese ● Teils Prodromi wie Geschmackstörungen oder ipsilaterale Gesichtsschmerzen.
- **Therapeutische Optionen**
  Symptomatische Therapie ● Steroidgabe bzw. antivirale Therapie ● Bei anderer Ursache Behandlung des Grundleidens.
- **Verlauf und Prognose**
  10–20% persistierende Fazialisparese ● Sonst Remission über einige Tage bis Wochen.
- **Was will der Kliniker von mir wissen?**
  Enhancement des Nervs ● Ausschluss einer anderen Ursache.

Primäre oder idiopathische Fazialisparese

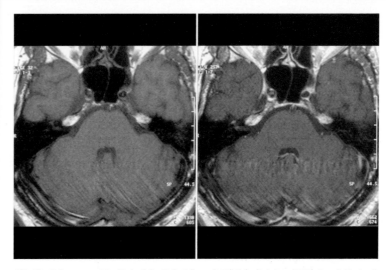

Abb. 19 Enhancement im Verlauf des N. facialis nach Gd-Gabe bei einer 15-jähriger Patient mit akut aufgetretener Fazialisparese rechts.

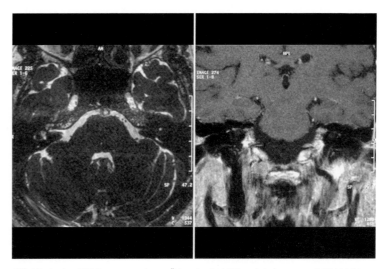

Abb. 20 In der CISS-Sequenz geringes Ödem im Fazialiskanal. In koronarer Schichtrichtung gut erkennbares Enhancement des N. facialis in seinem Kanal.

Primäre oder idiopathische Fazialisparese

Differenzialdiagnose

Fazialisneurinom — kräftig anreichernde, umschriebene Raumforderung im inneren Gehörgang oder im Nervenkanal

normales Enhancement — geringe lineare SI-Anhebung nach Gd-Gabe, jedoch nicht im Felsenbein oder Mastoid

Typische Fehler

Beurteilung des Nervs nicht in seinem ganzen Verlauf • Untersuchung ohne Gd-Gabe • Überinterpretation der normalen Anreicherung • Fehlende Analyse benachbarter Strukturen (z. B. Parotis- oder Schädelbasistumor).

Ausgewählte Literatur

Kinoshita T et al. Facial nerve palsy: evaluation by contrast-enhanced MR imaging. Clin Radiol 2001; 56(11): 926–932

Kress PJ et al. Der prognostische Wert der dynamischen, kontrastmittelverstärkten Region-of-interest-MRT in der Akutphase der idiopathischen Fazialisparese. Fortschr Röntgenstr 2002; 174: 426–432

Rauch RA et al. A functional imaging guide to the bony landmarks of the seventh nerve. J Comput Assist Tomogr 2002; 26(4): 657–659

2 Otitis media

Kurzdefinition

- akute Otitis media: Infektion des Mittelohrs mit Ergussbildung hinter dem intakten Trommelfell
- chronische Otitis media: chronische mesotympanale Schleimhauteiterung • epitympanal: Cholesteatom (S. 39)

▶ **Epidemiologie**
Akute Otitis media ist die zweithäufigste Erkrankung des Kindesalters.

▶ **Ätiologie/Pathophysiologie/Pathogenese**
Tubenventilationsstörung • In 50 % Streptococcus pneumoniae.

Zeichen der Bildgebung

▶ **Methode der Wahl**
CT

▶ **CT-Befund**
Verschattung des Tympanon, evtl. auch des Mastoids • Im Verdachtsfall zum Ausschluss von Komplikationen (Sinusvenenthrombose, zerebraler Begleitabszess) KM-Gabe erforderlich.

▶ **MRT-Befund**
Signalintensive Flüssigkeitsfüllung des Innenohrs und des Mastoids.

▶ **Pathognomonische Befunde**
Verschattung des Tympanon bei entsprechender Symptomatik (s. u.).

Klinik

▶ **Typische Präsentation**
- akute Otitis media: Schmerzen • Fieber • Hörstörung • Beginn innerhalb weniger Stunden
- chronische Otitis media: rezidivierende Schmerzen • Hörstörung

▶ **Therapeutische Optionen**
- akute Otitis media: Antibiose
- chronische Otitis media: evtl. Operation

▶ **Verlauf und Prognose**
- akute Otitis media: gute Prognose mit vollständiger Ausheilung • Rezidive kommen vor
- chronische Otitis media: rezidivierende Ergussbildung • Cholesteatomentwicklung

▶ **Was will der Kliniker von mir wissen?**
- akute Otitis media: Komplikationen, z. B.: einschmelzende Mastoiditis • Gradenigo-Syndrom (Felsenbeinspitzenabszess) • Intrakranieller Abszess • Sinusvenenthrombose, evtl. mit venösem Infarkt
- chronische Otitis media: akute Exazerbation • Cholesteatom • Intrakranielle Komplikationen

Otitis media

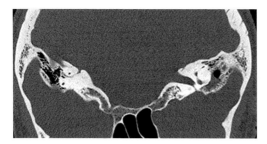

Abb. 21 15-jähriges Mädchen mit akuter Otitis media rechts bei gleichzeitiger Mastoiditis. In der CT zeigt sich die subtotale Verschattung des Tympanon bei ausgedehnten entzündlichen Flüssigkeitsansammlungen in den Mastoidzellen.

Differenzialdiagnose

Mastoidverschattung bei Sinusvenenthrombose	– Thrombosen des Sinus transversus führen zur venösen Abflussstauung des Mastoids – keine tympanale Verschattung
Otitis maligna externa	– entzündlicher Prozess des äußeren Gehörgangs (ältere Diabetiker, immunsupprimierte Patienten) – evtl. knöcherne Destruktion
Cholesteatom	– weichteildichte Raumforderung meist epitympanal beginnend – knöcherne Destruktionen (Arrosion des lateralen Bogengangs)

Typische Fehler

- akute Form: Fehleinschätzung einer einschmelzenden Mastoiditis • Sinusvenenthrombose übersehen
- chronische Form: Fehldiagnose „Cholesteatom" • Labyrinthfistel übersehen

Otitis media

Ausgewählte Literatur

Banerjee A et al. Computed tomography in suppurative ear disease: does it influence management? J Laryngol Otol 2003; 117(6): 454–458

Blomgren K et al. Clinical significance of incidental magnetic resonance image abnormalities in mastoid cavity and middle ear in children. Int J Pediatr Otorhinolaryngol 2003; 67(7): 757–760

Burian M. Entzündungen und Tumoren des Schläfenbeins. Radiologe 1997; 37(12): 964–970

Fink JN et al. Mastoid air sinus abnormalities associated with lateral venous sinus thrombosis: cause or consequence? Stroke 2002; 33(1): 290–292

Vazquez E et al. Imaging of complications of acute mastoiditis in children. Radiographics 2003; 23(2): 359–372

Cholesteatom

Kurzdefinition

- **Epidemiologie**
  98 % erworbene Cholesteatome • Selten angeboren (2 %, 4.–20. Lebensjahr).
- **Ätiologie/Pathophysiologie/Pathogenese**
  Sackförmige Anhäufung von Plattenepithelgewebe („Haut an falscher Stelle") • Erworbene Cholesteatome entwickeln sich als Folge einer chronischen Otitis media • Kongenitale Cholesteatome entwickeln sich aus Resten des Ektoderms im Felsenbein (Epidermoid).

Zeichen der Bildgebung

- **Methode der Wahl**
  CT, MRT mit Gd-Gabe (besonders bei Rezidiv).
- **CT-Befund**
  Weichteildichte Raumforderung epitympanal oder mesotympanal bei bestehenden Zeichen einer akuten oder chronischen Otitis media.
  Arrosion knöcherner Strukturen:
  - Ossikelkette
  - Attiksporn/Skutum
  - Begrenzung der Paukenhöhle mit Eröffnung des lateralen Bogengangs
  - Infiltration/Destruktion des Mastoids oder des Paukenhöhlendachs (Tegmen tympani) mit intrakranieller Ausdehnung
- **MRT-Befund**
  Signalarme Raumforderung ohne wesentliches Enhancement nach Gd-Gabe • Fazialisneuritis • Akute Labyrinthitis • Labyrinthfistel.
- **Pathognomonische Befunde**
  Weichteildichte Raumforderung (epi-)tympanal mit ossärer Destruktion (oft lateraler Bogengang).

Klinik

- **Typische Präsentation**
  - erworbenes Cholesteatom: Schallleitungsschwerhörigkeit • Schmerzlose Otorrhö
  - kongenitales Cholesteatom: weißliche Raumforderung hinter intaktem Trommelfell
- **Therapeutische Optionen**
  Operative Entfernung • Mastoidektomie mit Rekonstruktion der Ossikelkette.
- **Verlauf und Prognose**
  - kleines Cholesteatom: sehr gut nach vollständiger Entfernung
  - großes Cholesteatom: residuelle Schwerhörigkeit • Periphere Fazialisparese • Rezidiv
- **Was will der Kliniker von mir wissen?**
  Diagnosestellung • Lokalisation und Ausdehnung (Ossikelkette, knöcherne Arrosion) • Komplikationen (z. B. Labyrinthfistel, intrakranielle Ausdehnung).

Cholesteatom

Abb. 22 a–c

a Verschattung des linken Tympanon sowie des Mastoids bei chronischer Otitis media. Beginnende Knochenarrosion sowie Ossikeldestruktion.

b, c 43-jährige Patientin mit chronischer Otiitis media rechts und Cholesteatom. Die axialen CT-Bilder zeigen das durch chronisches Entzündungsgewebe ausgefüllte Tympanon und die Knochenarrosion an der kranialen Begrenzung des Epitympanons. Das Ausmaß der Knochenarrosion wird auf der koronaren Sekundärrekonstruktion noch deutlicher sichtbar.

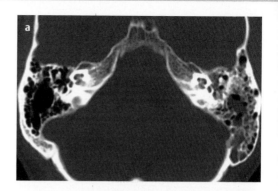
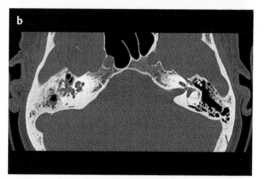
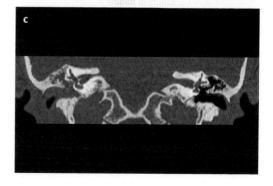

Differenzialdiagnose

chronische Otitis media mit Ossikeldestruktion	– kann nicht zu differenzieren sein, eine Destruktion des Attiksporns oder des Labyrinths tritt jedoch nicht auf
Cholesteringranulom	– tympanal destruierende Formation – aufgrund abgelaufener Hämorrhagien hohe SI in allen Sequenzen
Glomus-tympanicum-Tumor	– kräftig Gd anreichernder, tympanaler Tumor, der die Ossikelkette einschließt, aber nicht destruiert

Typische Fehler

Gd-Gabe bei MRT obligat (besonders zur Differenzierung Rezidiv gegenüber Granulationsgewebe).

Ausgewählte Literatur

Aikele P et al. Diffusion-weighted MR imaging of cholesteatoma in pediatric and adult patients who have undergone middle ear surgery. AJR Am J Roentgenol 2003; 181(1): 261–265

Krestan C et al. CT und MRT des erworbenen Cholesteatoms: Prä- und postoperative Bildgebung. Radiologe 2003; 43(3): 207–212

Swartz JD et al. The temporal bone. Contemporary diagnostic dilemmas. Radiol Clin North Am 1998; 36(5): 819–853

Watts S et al. A systematic approach to interpretation of computed tomography scans prior to surgery of middle ear cholesteatoma. J Laryngol Otol 2000; 114(4): 248–253

Williams MT et al. Imaging of the postoperative middle ear. Eur Radiol 2004; 14(3): 482–495

Yates PD et al. CT scanning of middle ear cholesteatoma: what does the surgeon want to know? Br J Radiol 2002; 75(898): 847–852

Akustikusschwannom

Kurzdefinition

- **Epidemiologie**
  8–10% aller intrakraniellen Tumoren • 80–90% der Kleinhirnbrückenwinkeltumoren • Altersgipfel 40–50 Jahre.
- **Ätiologie/Pathophysiologie/Pathogenese**
  Benigne, langsam wachsende Neoplasie mit Kapselbildung unklarer Genese • Geht aus von den Schwann-Zellen • Bevorzugung des VIII. Hirnnervs • Bei Neurofibromatose Typ I selten Akustikusschwannome • Bei Neurofibromatose Typ II in 96% der Fälle beidseitige Akustikusschwannome.

Zeichen der Bildgebung

- **Methode der Wahl**
  MRT mit Gd-Gabe
- **CT-Befund**
  Aufweitung des inneren Gehörgangs • Nach KM-Gabe anreichernder Tumor.
- **MRT-Befund**
  Deutlich Gd anreichernde Raumforderung im Meatus acusticus internus oder auch im Labyrinth • Je nach Größe retrograde Ausdehnung bis in den Kleinhirnbrückenwinkel („Eistütenkonfiguration") • Inhomogenitäten oder Einblutungen wesein hin auf eine Malignisierungstendenz.
- **Ausgewählte Normwerte**
  - kleiner Tumor: Ausdehnung bis 5 mm in den Kleinhirnbrückenwinkel
  - mittelgroßer Tumor: bis 2 cm in den Kleinhirnbrückenwinkel
  - großer Tumor: 2–4 cm im Kleinhirnbrückenwinkel
  - sehr großer Tumor: > 4 cm
- **Pathognomonische Befunde**
  Kräftig anreichernder Tumor im Kleinhirnbrückenwinkel bzw. Meatus acusticus internus.

Klinik

- **Typische Präsentation**
  Tinnitus • Schwindel • Schallempfindungsschwerhörigkeit.
- **Therapeutische Optionen**
  Operative Entfernung • Evtl. stereotaktische Bestrahlung • Bei geringer Symptomatik kann der Verlauf des gutartigen Prozesses abgewartet werden.
- **Verlauf und Prognose**
  Auch bei großen Tumoren sollte der N. facialis erhalten bleiben • Bei kleinen Tumoren ist ein Erhalt des Hörvermögens möglich.
- **Was will der Kliniker von mir wissen?**
  Diagnosestellung, Ausdehnung.

Akustikusschwannom

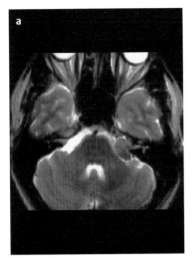
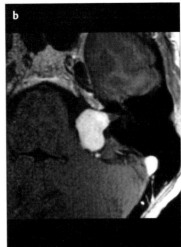

Abb. 23 a, b Patient mit Hörminderung links und im MRT nachgewiesenem Akustikusneurinom. In T2w hirnisointenser Tumor im Kleinhirnbrückenwinkel (**a**). In T1w nach Gd-Gabe bessere Darstellung des kleinen, zapfenartigen, intrameatalen Tumoranteils (**b**).

Differenzialdiagnose

Meningeom des Kleinhirnbrückenwinkels	– kann evtl. nicht zu differenzieren sein – breitbasiger Kontakt zur Pyramidenhinterkante – keine Aufweitung des Meatus acusticus internus

Ausgewählte Literatur

Bonneville F et al. Unusual lesions of the cerebellopontine angle: a segmental approach. Radiographics 2001; 21(2): 419–438

Grunwald IQ et al. Intrazerebrale Tumoren im Erwachsenenalter, Teil 2: Extraaxiale Tumoren. Radiologe 2002; 42(10): 840–855

Paragangliom/Glomustumor

Kurzdefinition

▶ **Epidemiologie**
0,6% aller Tumoren der Kopf-Hals-Region ● Selten Metastasierung ● In 10% multiple Paragangliome ● 80% Glomus-jugulare- oder Glomus-caroticum-Tumoren.
Glomus-tympanicum-Tumoren: Geschlechterverhältnis: M:W = 1:5 ● Altersgipfel: 40.–50. Lebensjahr.

▶ **Ätiologie/Pathophysiologie/Pathogenese**
Benigner Tumor ● Geht aus von Chemorezeptorzellen.
- Glomus-tympanicum-Tumor: N. tympanicus (aus N. gossopharyngeus) ● Isoliert im Mittelohr, beginnt am Promontorium
- Glomus-jugulare-Tumor: Adventitia des Bulbus v. jugularis

Zeichen der Bildgebung

▶ **Methode der Wahl**
CT, MRT mit Gd-Gabe

▶ **CT-Befund**
Raumforderung des Hypotympanon ● Erst bei großen Tumoren mottenfraßartige ossäre Destruktion ● Oft Wachstum entlang vorgegebener Strukturen (z. B. Fissuren) ● Ossikelkette erst bei sehr großen Tumoren destruiert.

▶ **MRT-Befund**
Punktförmige SI-Absenkungen in T1w und T2w durch multiple Gefäße mit „flow void" („Pfeffer-Salz-Muster") ● Starkes frühzeitiges Enhancement nach Gd-Gabe mit direkt folgendem „drop out" (spezifisch) ● MR-Venographie kann Infiltration des Bulbus v. jugularis zeigen.

▶ **DSA-Befund**
Tumorblush aus großen arteriellen Feedern ● Frühe Venenkontrastierung ● Präoperative Emoblisation bei Glomus-jugulare-Tumoren.

▶ **Pathognomonische Befunde**
„Pfeffer-Salz-Muster" in T1w und T2w ● Mottenfraßartige Knochendestruktion (Bulbus v. jugularis, Promontorium).

Klinik

▶ **Typische Präsentation**
Glomus-tympanicum-Tumor: Pulssynchroner Tinnitus (90%) ● Schallleitungsschwerhörigkeit ● Fazialisparese (5%) ● Oft auch asymptomatische vaskuläre Raumforderung otoskopisch hinter dem Trommelfell erkennbar.
Glomus-jugulare-Tumor: Raumforderung des Halses oder Pharynx ● Affektion des N. glosspharyngeus, vagus oder hypoglossus möglich.

▶ **Therapeutische Optionen**
Vollständige chirurgische Entfernung (Ausräumung der Paukenhöhle oder Mastoidektomie).

Paragangliom/Glomustumor

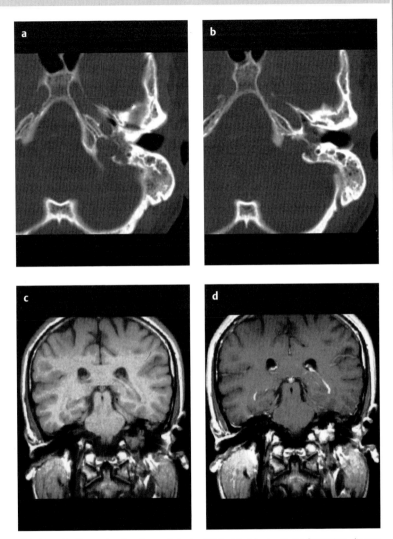

Abb. 24a–d Glomus-jugulare-Tumor links. Im CT findet sich eine Tumorformation, die von der Umgebung des Foramen jugulare bis zum Tympanon reicht (**a, b**). In der MRT in T1w isointense Tumorformation mit kräftigem KM-Enhancement (**c, d**).

Paragangliom/Glomustumor

- **Verlauf und Prognose**
  Langsam, nicht invasiv wachsender Tumor ● Bei vollständiger Entfernung dauerhafte Heilung ● Ohne Behandlung intrakranielle Ausdehnung mit infaustem Verlauf.
- **Was will der Kliniker von mir wissen?**
  Diagnosestellung ● Ausdehnung.

Differenzialdiagnose

Hochstand des Bulbus v. jugularis	– keine Knochendestruktion – kein „Pfeffer-Salz-Muster"
Cholesteatom	– kein Enhancement – kein „Pfeffer-Salz-Muster" – Ossikeldestruktion

Typische Fehler

Variable Größe des Foramen jugulare ist kein Kriterium für Tumorwachstum ● Hochstand des Venenbulbus als tumorbedingt interpretiert ● Knöcherne Arrosion als Ausdruck eines Glomustumors unterschätzt.

Ausgewählte Literatur

Caldemeyer KS et al. The jugular foramen: a review of anatomy, masses, and imaging characteristics. Radiographics 1997; 17(5): 1123–1139

Greess H et al. Diagnosis of glomus jugulare tumor recurrence with dynamic contrast medium flow in MRI. Fortschr Röntgenstr 2000; 172(9): 753–758

Rao AB et al. From the archives of the AFIP. Paragangliomas of the head and neck: radiologic-pathologic correlation. Armed Forces Institute of Pathology. Radiographics 1999; 19(6): 1605–1632

Rhabdomyosarkom

Kurzdefinition

- **Epidemiologie**
  Häufigster Mittelohrtumor des Kindesalters • Altersgipfel 2–5 Jahre und 15–17 Jahre • 50% aller Rhabdomyosarkome entstehen an Kopf oder Hals • 7% im Felsenbein.

- **Ätiologie/Pathophysiologie/Pathogenese**
  Hochmaligner mesenchymaler Tumor • 75% embryonales Rhabdomyosarkom, 20% alveoläres Rhabdomyosarkom (schlechteste Prognose), 5% pleomorphes Rhabdomyosarkom • Mögliche genetische Ursache (Mutation des p53-Gens) • Assoziation mit Neurofibromatose Typ I.

Zeichen der Bildgebung

- **Methode der Wahl**
  MRT mit Gd-Gabe
- **CT-Befund**
  Inhomogene Raumforderung mit ossärer Destruktion • Unregelmäßiges Enhancement nach KM-Gabe • Hämorrhagien und Nekrosen möglich.
- **MRT-Befund**
  Raumforderung des Felsenbeins mit hoher SI in T2w • Enhancement nach Gd-Gabe • Inhomogenität bei regressiven Veränderungen • Perineurale Tumorausdehnung • Intrakranielle Ausdehnung (z.B. meningeal).
- **Pathognomonische Befunde**
  Destruktive Raumforderung mit Enhancement • Definitive Diagnose nur durch Histologie möglich.

Klinik

- **Typische Präsentation**
  Beginnt oft als „chronische Otitis media" • Schmerzlose (blutige) Otorrhö • Fazialisparese.
- **Therapeutische Optionen**
  Operation • Strahlentherapie und Chemotherapie.
- **Verlauf und Prognose**
  Unbehandelt infaust • Mit maximaler Therapie nach vollständiger operative Entfernung 5-Jahre-Überlebensrate bis 80% • Spätrezidiv möglich.
- **Was will der Kliniker von mir wissen?**
  Ausdehnung (Biopsie- und Operationsplanung).

Rhabdomyosarkom

Abb. 25 T2w in der 32. Schwangerschaftswoche mit Bestätigung der sonographischen Verdachtsdiagnose eines ausgedehnten, vom Mittelgesicht ausgehenden Tumors beim Foetus. Operation nach Geburt: großes Rabdomyosarkom.

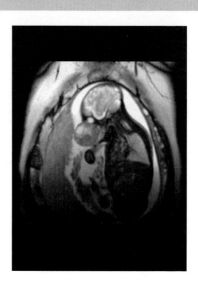

Differenzialdiagnose

Cholesteatom	– geringere Knochendestruktion – geringere Ausdehnung – kaum Enhancement
Metastasen, andere maligne Tumoren (z.B. Lymphom)	– Alter, Klinik und Anamnese – Bildmorphologisch häufig ähnlich – Diagnose durch Histologie
Plattenepithelkarzinom	– häufigster maligner Tumor des Felsenbeins des Erwachsenen

Typische Fehler

Inkomplette Erfassung der Ausdehnung • Intrakranielle Beteiligung unterschätzt.

Ausgewählte Literatur

Breau RL et al. Cancer of the external auditory canal and temporal bone. Curr Oncol Rep 2002; 4(1): 76–80

Durve DV et al. Paediatric rhabdomyosarcoma of the ear and temporal bone. Clin Otolaryngol 2004; 29(1): 32–37

Hawkins DS et al. Improved outcome for patients with middle ear rhabdomyosarcoma: a children's oncology group study. J Clin Oncol 2001; 19(12): 3073–3079

Imhof H et al. CT und MRT tumoröser Veränderungen des Schläfenbeins. Radiologe 2003; 43(3): 219–226

Moffat DA et al. Squamous cell carcinoma of the temporal bone. Curr Opin Otolaryngol Head Neck Surg 2003; 11(2): 107–111

Rhabdomyosarkom

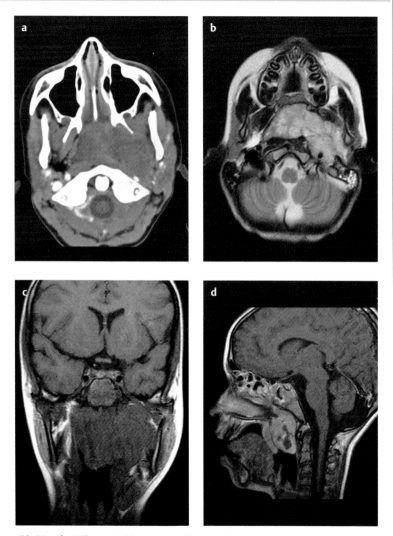

Abb. 26 a–d 8-jähriges Mädchen mit ausgedehntem Rhabdomyosarkom im Epi- und Oropharynx, übergreifend auf das linke Felsenbein. In der CT Nachweis der Raumforderung (**a**). Der Tumor ist in T2w (**b**) hyperintens, in T1w (**c**) isointens bei kräftigem Enhancement nach Gd-Gabe (**d**). Zentrale Tumornekrosen.

3 Endokrine Orbitopathie

Kurzdefinition

▶ **Epidemiologie**
Inzidenz 1/2000 • Prävalenz ca. 35% klinisch, ca. 70% radiologisch bei Morbus Basedow • Altersgipfel: 20.–40. Lebensjahr • Frauen sind häufiger betroffen als Männer.

▶ **Ätiologie/Pathophysiologie/Pathogenese**
Autoimmune orbitale Entzündung • Assoziiert mit Morbus Basedow/Schilddrüsenautonomie • Mukopolysaccharideinlagerung in retrobulbären Fettkörper • Bindung von Autoimmunkomplexen an kleine Augenmuskeln mit Induktion einer Entzündungsreaktion.

Zeichen der Bildgebung

▶ **Methode der Wahl**
MRT

▶ **CT-Befund**
Meist beidseitig symmetrischer Befund • Exophthalmus • Volumenzunahme des retroorbitalen Fettkörpers • Später Verdickung des Bauchs der kleinen Augenmuskeln möglich.

▶ **MRT-Befund**
Muskelbauchverdickung in T1w bei intermediärem Signal • Hohe SI in T2w in der akuten Phase • Bei chronischem Verlauf niedrige SI bei fibrosierten Muskelanteilen • Einbeziehung des M. rectus inferior, später der Mm. rectus medialis und superior.

▶ **Pathognomonische Befunde**
Seitensymmetrische Augenmuskelverdickung unter Aussparung der Sehnen • Kombiniert mit Volumenzunahme des retroorbitalen Fettgewebes • M. rectus lateralis relativ ausgespart.

Klinik

▶ **Typische Präsentation**
Exophthalmus • Doppelbilder • Lichtscheu • Chemosis.

▶ **Therapeutische Optionen**
Symptomatische Therapie in leichteren Fällen • Operative Dekompression des N. opticus • Dekompression auch durch Bestrahlung möglich • Steroide.

▶ **Verlauf und Prognose**
Meist selbstlimitierender Verlauf über 1 oder mehrere Jahre • Sehr selten persistierende Visuseinschränkung.

▶ **Was will der Kliniker von mir wissen?**
Diagnosestellung.

Endokrine Orbitopathie

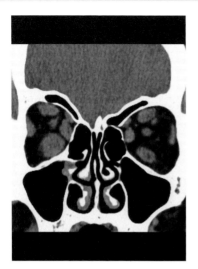

Abb. 27 Das koronare CT-Bild zeigt eine beidseitige Verdickung der Augenmuskeln. Besonders betroffen sind M. rectus inferior, medialis und superior.

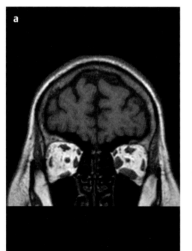
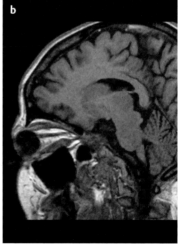

Abb. 28a, b Koronare und sagittale T1w Aufnahme einer Patientin mit einseitiger endokriner Orbitopathie und Verdickung von M. rectus inferior und medialis auf der linken Seite.

Endokrine Orbitopathie

Differenzialdiagnose

Myositis	– nicht beidseitig symmetrisch
	– keine Hyperthyreose
Pseudotumor orbitae	– Einbeziehung des M. rectus lateralis
	– keine Hyperthyreose
	– häufig einseitige Augenmuskelverdickung
Tumor (z. B. Lymphom)	– umschriebene Raumforderung
	– nicht beidseitig symmetrisch

Typische Fehler

Falsche Einschätzung der Augenmuskeldicke auf axialen Bildern.

Ausgewählte Literatur

Cakirer S et al. Evaluation of extraocular muscles in the edematous phase of Graves ophthalmopathy on contrast-enhanced fat-suppressed magnetic resonance imaging. J Comput Assist Tomogr 2004; 28(1): 80–86

Nagy EV et al. Graves' ophthalmopathy: eye muscle involvement in patients with diplopia. Eur J Endocrinol 2000; 142(6): 591–597

Yokoyama N et al. Role of magnetic resonance imaging in the assessment of disease activity in thyroid-associated ophthalmopathy. Thyroid 2002; 12(3): 223–227

Subperiostaler Abszess

Kurzdefinition

- **Epidemiologie**
  Meist bei Kindern • Altersgipfel 9. Lebensjahr • Entzündungen machen 60% aller primären Erkrankungen der Orbita aus.
- **Ätiologie/Pathophysiologie/Pathogenese**
  Akut entzündliche, intraorbitale Komplikation • Subperiostale Eiteransammlung an der Lamina papyracea • Fortgeleitete Sinusitis (meist Staphylokokken, Streptokokken, Hämophilus).
  Chandler-Klassifikation:
    - Typ I: präseptale Phlegmone, entzündliche Lidschwellung vor Septum orbitale
    - Typ II: periorbitales Ödem, extrakonale Infiltration, Reaktion des Periosts der Lamina papyracea
    - Typ III: subperiostaler Abszess, Abszess subperiostal, Retrobulbärraum frei
    - Typ IV: intraorbitaler Abszess, intrakonale Phlegmone und Abszess bis in Orbitaspitze
    - Typ V: Sinus-cavernosus-Thrombose, Thrombose über Thrombophlebitis oder direkt

Zeichen der Bildgebung

- **Methode der Wahl**
  CT mit KM-Gabe
- **CT-Befund**
  Dichteanhebung des peri- oder intraorbitalen Fettgewebes • Bei Abszess umschriebene, hypodense, subperiostale Raumforderung mit perifokalem Enhancement • Selten Lufteinschlüsse • Medialverlagerung des medialen Augenmuskels • KM-Aussparung im Sinus cavernosus bei Thrombose.
- **MRT-Befund**
  Intermediäres Signal in T1w • Mäßig SI-angehoben in T2w • Perifokales Enhancement nach Gd-Gabe.
- **Pathognomonische Befunde**
  Subperiostaler Abszess • Peri- oder intraorbital inflammatorische Komponente.

Klinik

- **Typische Präsentation**
  Subperiostaler Abszess: Lidschwellung • Chemosis • Schmerzen • Diplopie • Fieber. Sinusthrombose: schweres Krankheitsbild • Meningitis • Beidseitige Hirnnervenausfälle.
- **Therapeutische Optionen**
  Adäquate antibiotische Therapie • Operative Ausräumung • Funktionelle NNH-Chirurgie.
- **Verlauf und Prognose**
  Unbehandelt 17% letal, 20% Blindheit • Verzögerte Behandlung 10% Blindheit. 15–30% persistierende Sehstörungen trotz adäquater Therapie.

Subperiostaler Abszess

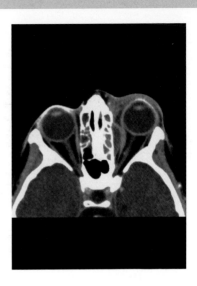

Abb. 29 Linksseitiger subperiostaler Abszess mit deutlicher Verlagerung des medialen Augenmuskels bei akuter Ethmoiditis (CT nach KM-Gabe). Entzündliche Verdickung der präbulbären Weichteile.

▸ Was will der Kliniker von mir wissen?
Diagnosestellung • Klassifikation • Ursache.

Differenzialdiagnose

Pseudotumor orbitae	– keine Entzündungszeichen – Augenmuskelverdickung
Morbus Wegener	– anreichernde Raumforderung – kein Abszess
Myositis	– einseitige Verdickung einzelner Augenmuskeln

Typische Fehler

Verzögerung der Diagnosestellung • Fehlende KM-Gabe.

Ausgewählte Literatur

Eustis HS et al. MR imaging and CT of orbital infections and complications in acute rhinosinusitis. Radiol Clin North Am 1998; 36(6): 1165–1183

Müller-Forell W et al. Entzündliche Orbitaerkrankungen. Teil 2: Bulbus, Extrakonalraum, Glandula lacrimalis, Nervus opticus. Radiologe 2003; 43(5): 400–418; quiz 419–420

Vazquez E et al. Complicated acute pediatric bacterial sinusitis: Imaging updated approach. Curr Probl Diagn Radiol 2004; 33(3): 127–145

Younis RT et al. Orbital infection as a complication of sinusitis: are diagnostic and treatment trends changing? Ear Nose Throat J 2002; 81(11): 771–775

Pseudotumor orbitae

Kurzdefinition

▶ **Epidemiologie**
 5–6% aller orbitalen Erkrankungen ● Jedes Lebensalter, auch Kinder ● Ca. 30% beidseitig.
▶ **Ätiologie/Pathophysiologie/Pathogenese**
 Idiopathische inflammatorische Infiltration der Orbita (syn. idiopathische Orbitaentzündung) ● Nicht granulomatöser Prozess der Orbita und ihres Inhalts unklarer Genese ● Ausschlussdiagnose ● Lymphozytäre Infiltrate ● Unterteilung in akute und chronische sowie diffuse und lokalisierte Formen.

Zeichen der Bildgebung

▶ **Methode der Wahl**
 MRT
▶ **CT-Befund**
 Unscharfe oder umschriebene Infiltration des retrobulbären Fettkörpers ● Isolierte oder generalisierte, ein- oder beidseitige extraokuläre Muskelvergrößerung ● KM-Aufnahme aufgrund hoher Vaskularisierung durch den entzündlichen Prozess.
▶ **MRT-Befund**
 Isodens in T1w und T2w ● Meist Enhancement nach Gd-Gabe.
 ● lokalisierte Form: nur eine der orbitalen Strukturen befallen (Bulbus, Fett, Muskeln oder N. opticus)
 ● diffuse Form: alle oder mehrere Strukturen befallen
▶ **Pathognomonische Befunde**
 In T2w isodense, diffuse Infiltration der Orbita und ihrer Strukturen.

Klinik

▶ **Typische Präsentation**
 Akuter schmerzhafter Exophthalmus ● Doppelbilder ● Visusverlust.
▶ **Therapeutische Optionen**
 Steroidgabe ● Bei Versagen Radiatio.
▶ **Verlauf und Prognose**
 5–10% Spontanremission ● Gute Prognose unter Cortisontherapie.
▶ **Was will der Kliniker von mir wissen?**
 Diagnosestellung.

Differenzialdiagnose

Lymphom	– scharf begrenzt,
	– betrifft nur 1 Kompartiment
	– histologische Sicherung!
	– langsamer Verlauf
Metastase	– hohe SI in T2w
	– kräftiges Enhancement

Pseudotumor orbitae

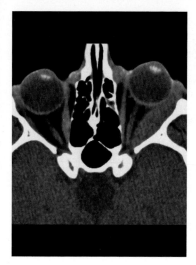

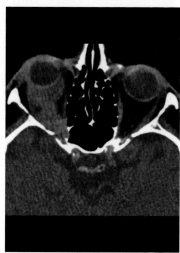

Abb. 30 Linksseitiger Pseudotumor orbitae mit isolierter Verdickung des M. rectus lateralis.

Abb. 31 Rechtsseitiger Pseudotumor orbitae mit diffuser inflammatorischer Infiltration des retrobulbären Fettgewebes.

Hämangiom/Lymphangiom	– hohe SI in T2w – scharf begrenzt
Myositis	– meist nur 1 Augenmuskel betroffen (M. rectus lateralis)

Typische Fehler

Gutes Ansprechen auf Steroidgabe ist kein Beweis für Pseudotumor, da auch Lymphome gut ansprechen ● Histologische Sicherung oft notwendig.

Ausgewählte Literatur

Jacobs D et al. Diagnosis and management of orbital pseudotumor. Curr Opin Ophthalmol 2002; 13(6): 347–351

Lemke AJ et al. Differenzialdiagnostik intrakonaler orbitaler Raumforderungen unter Verwendung der hochauflösenden MRT mit Oberflächenspulen anhand von 78 Patienten. Fortschr. Röntgenstr 2004; 176(10): 1436–1446

Müller-Forell W et al. Entzündliche Orbitaerkrankungen. Teil 1: Intrakonalraum Radiologe 2003; 43(4): 323–334

Narla LD et al. Inflammatory pseudotumor. Radiographics 2003; 23(3): 719–729

Optikusneuritis

Kurzdefinition

- **Epidemiologie**
  Inzidenz 3/100 000 • 12–30% Erstmanifestation einer demyelinisierenden Erkrankung (ADEM) • Ca. 50% beidseitige Sehstörung.
- **Ätiologie/Pathophysiologie/Pathogenese**
  Akute Entzündung des N. opticus (N. II) • Autoimmunerkrankungen (z. B. systemischer Lupus erythematodes, Encephalomyelitis disseminata) • Parainfektiöse/virale Genese (z. B. Zytomegalie, Röteln, Mumps, Herpes, Toxoplasmose) • Strahlenschaden (ab ca. 10 Gy).

Zeichen der Bildgebung

- **Methode der Wahl**
  MRT mit Gd-Gabe.
- **CT-Befund**
  Oft unauffällig • Verdickung des Sehnervs • Evtl. Enhancement nach KM-Gabe.
- **MRT-Befund**
  Intraorbital und intrakanalikulär verdickter Sehnerv mit teils punkt-, teils strichförmigem Enhancement nach Gd-Gabe (v. a. intrakanalikulär) • SI-Anhebung in T2w • Bei kombinierter Fett- und Wassersuppression (FLAIR/SPIR) sensitivere Detektion von Optikusläsionen.
- **Pathognomonische Befunde**
  Enhancement nach Gd-Gabe in T1w fettsupprimiert in verdicktem Sehnerv.

Klinik

- **Typische Präsentation**
  Viral: 10–14 Tage nach Grunderkrankung Visusverlust • Zentralskotom • Afferenter Pupillendefekt.
- **Therapeutische Optionen**
  Steroidgabe • Bei Encephalomyelitis disseminata Interferon.
- **Verlauf und Prognose**
  Gute Prognose bei einseitiger Optikusneuritis unter Cortisontherapie • Persistierender Visusverlust abhängig von Grunderkrankung in bis zu 15% • Rezidivrate ca. 20%.
- **Was will der Kliniker von mir wissen?**
  Diagnosestellung • Intrazerebrale Herde • Ausschluss einer Raumforderung.

Optikusneuritis

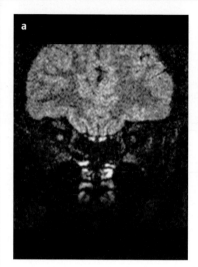
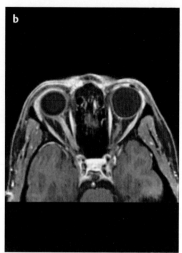

Abb. 32a, b Rechtsseitige Neuritis n. optici als Erstmanifestation einer multiplen Sklerose. Das koronare T2w MRT-Bild (**a**) mit Fett- und Wasserunterdrückung (SPIR FLAIR) zeigt eine erhöhte Signalintensität des rechten Hirnnervs. Im axialen T1w Bild mit Fettunterdrückung nach KM-Gabe (**b**) kommt es zum erhöhten Enhancement im entzündlich veränderten rechten Sehnerv.

Differenzialdiagnose

Raumforderung (z. B. Optikusgliom, Meningeom)	– umschriebene Aufweitung/Raumforderung des Nervs mit Enhancement
Pseudotumor orbitae	– Schmerzen – Beteiligung aller orbitalen Strukturen möglich
Strahlenneuropathie	– selten – Radiatio in der Anamnese

Typische Fehler

Zerebrale Bildgebung notwendig zum Ausschluss einer demyelinisierenden Erkrankung.

Ausgewählte Literatur

Jackson A et al. Combined fat- and water-suppressed MR imaging of orbital tumors. AJNR Am J Neuroradiol 1999; 20(10): 1963–1969

Kiefer G. et al. Neuritis nervi optici Erster Hinweis auf eine Multiple Sklerose? Aktuelle diagnostische und therapeutische Strategien. Ophthalmologe 2001; 98(3): 310–318

Müller-Forell W et al. Entzündliche Orbitaerkrankungen. Teil 2: Bulbus, Extrakonalraum, Glandula lacrimalis, Nervus opticus. Radiologe 2003; 43(5): 400–418

Hämangiom der Orbita

Kurzdefinition

- **Epidemiologie**
  - kapilläres Hämangiom: häufigster Tumor der Orbita im Kindesalter (1% aller Neugeborenen)
  - kavernöses Hämangiom: häufigster Tumor der Orbita im Erwachsenenalter
- **Ätiologie/Pathophysiologie/Pathogenese**
  Vaskuläre Raumforderung der Orbita:
  - kapilläres Hämangiom: benigne Neoplasie mit multiplen Kapillaren mit proliferierenden Endothelzellen (Hämangioendotheliom)
  - kavernöses Hämangiom: nicht neoplastische venöse Malformation mit großen Hohlräumen, die mit Endothel ausgekleidet sind.

Zeichen der Bildgebung

- **Methode der Wahl**
  CT, MRT mit Gd-Gabe.
- **CT-Befund**
  Kapilläres Hämangiom: Inhomogene, unscharf begrenzte Raumforderung im oberen inneren Quadranten • Dynamik: schnelles, kräftiges Enhancement nach KM-Gabe • Mikrokalzifikationen möglich.
  Kavernöses Hämangiom: Glatt begrenzte Raumforderung mittlerer Dichte • Dynamik: langsames mäßiges Enhancement.
- **MRT-Befund**
  Kapilläres Hämangiom: Raumforderung im oberen inneren Quadranten • Hypointens in T1w, hyperintens in T2w • Unscharfe Grenzen • Teils infiltratives Wachstum • Schnelles, kräftiges Enhancement nach Gd-Gabe.
  Kavernöses Hämangiom: Glatt begrenzte Raumforderung • 80% intrakonal • Hyperintens in T2w • Isointens in T1w mit langsamem Enhancement nach Gd-Gabe • Bei (Teil-)Thrombosierung SI-Absenkung in T2w möglich.
- **Pathognomonische Befunde**
  Kavernöses Hämangiom: glatt begrenzte, KM anreichernde intrakonale Raumforderung mit hoher SI in T2w.

Klinik

- **Typische Präsentation**
  Schmerzloser Exophthalmus • Doppelbilder.
  - kapilläres Hämangiom: oberer innerer Quadrant • Extraorbitale Ausdehnung möglich (bläulicher Tumor des Augenlids)
  - kavernöses Hämangiom: intrakonale Läsion mit verdrängendem Charakter • Pseudokapsel

Hämangiom der Orbita

Abb. 33 Axiales CT nach KM-Gabe mit KM anreicherndem, retrobulbär gelegenem Hämangiom.

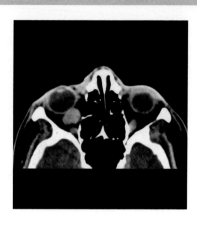

- **Therapeutische Optionen**
  - kapilläres Hämangiom: initial Beobachtung • Steroide • Lasertherapie • Operative Entfernung hat unterschiedliche Ergebnisse
  - kavernöses Hämangiom: operative Entfernung • Beobachtung bei zu hohem Operationsrisiko vertretbar
- **Verlauf und Prognose**
  - kapilläres Hämangiom: Wachstum in ersten 6 Lebensmonaten • Danach Spontanremission (50% mit 5 Jahren, 70% mit 7 Jahren)
  - kavernöses Hämangiom: sehr gute Prognose bei vollständiger Entfernung
- **Was will der Kliniker von mir wissen?**
  Diagnose • Ausdehnung • Verlauf.

Differenzialdiagnose

Lymphangiom	– Flüssigkeit-Flüssigkeit-Spiegel
	– multilokulär
Varizen	– erweitertes, geschlängeltes Gefäß
Pseudotumor orbitae	– schmerzhafter Exophthalmus
Raumforderung (z. B. Metastase, Lymphom)	– Anamnese – invasive, teils osteodestruktive Läsionen
Rhabdomyosarkom	– invasive, osteodestruktive Läsion

Hämangiom der Orbita

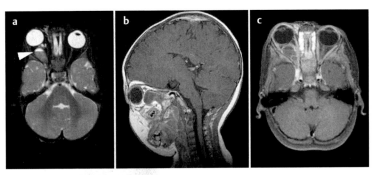

Abb. 34a–c Eingeblutetes Hämangiom der rechten Orbita (Pfeil: Flüssigkeitsspiegel). Geringes Enhancement der extrakonalen Raumforderung T1w (**a**), T2w (**b**), T1w nach Gd-Gabe (**c**).

Ausgewählte Literatur

Bilaniuk LT. Orbital vascular lesions. Role of imaging. Radiol Clin North Am 1999; 37(1): 169–183

Lemke AJ et al. Schnittbilddiagnostik von Orbitatumoren Teil 1: Bildgebende Verfahren: Erkrankungen der Orbita: Intrakonales Kompartiment. Radiologe 2001; 41(5): 461–470

Lemke AJ et al. Schnittbilddiagnostik von Orbitatumoren Teil 2: Extrakonales Kompartiment, subperiostales Kompartiment, Tränendrüse, Bulbus, präseptales Kompartiment. Radiologe 2001; 41(6): 520–527

Optikusgliom

Kurzdefinition

▶ **Epidemiologie**
3% aller Orbitatumoren (4-mal häufiger als Meningeome) ● 66% aller Optikustumoren ● Bei Neurofibromatose Typ I häufig beidseitiger Befall ● 10–40% Neurofibromatose Typ I bei Optikusgliom, umgekehrt 15–40% Optikusgliome bei Neurofibromatose Typ I ● 50–85% der Optikusgliome bis zum Chiasma oder Hypothalamus.

▶ **Ätiologie/Pathophysiologie/Pathogenese**
Benigner neuroglialer Tumor des N. opticus ● Grad-I-Astrozytom des N. II (Hyperplasie der Glia).

Zeichen der Bildgebung

▶ **Methode der Wahl**
MRT mit Gd-Gabe.
▶ **CT-Befund**
Verdickung des Nervs ● Intrakanalikuläre Beteiligung ● Aufweitung des Foramen n. optici.
▶ **MRT-Befund**
Iso- bis hypointens in T1w ● Meist hyperintens in T2w ● Homogenes Enhancement nach Gd-Gabe ● Der Nerv im Tumor ist nicht identifizierbar ● Optikusgliom nur am Chiasma mit zystischen Veränderungen und deutlichem Enhancement ist bei Neurofibromatose Typ I selten.
▶ **Ausgewählte Normwerte**
Intraorbitale Optikuslänge 25 mm ● Intrakanalikuläre Länge 5 mm ● Intrakranielle Länge 10 mm ● Normaler Durchmesser 4–6 mm.
▶ **Pathognomonische Befunde**
Wurstförmige Verdickung des Nervs mit geknicktem Verlauf.

Klinik

▶ **Typische Präsentation**
Schmerzloser Exophthalmus ● Visusverlust ● Nystagmus und Anfälle bei intrakranieller Ausdehnung möglich ● Bulbusbewegungen nicht eingeschränkt.
▶ **Therapeutische Optionen**
Bei Manifestation im späteren Kindesalter (5.–6. Lebensjahr) Beobachtung ● Radiatio oder Chemotherapie bei Visusverlust.
▶ **Verlauf und Prognose**
Stabiler Verlauf bei Erstmanifestation nach 6. Lebensjahr ● Spontanremission möglich.
▶ **Was will der Kliniker von mir wissen?**
Diagnose ● Verlauf.

Optikusgliom

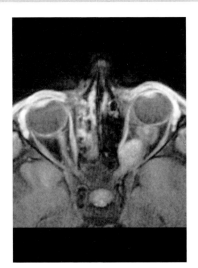

Abb. 35 Axiales T1w Bild mit Fettunterdrückung nach KM-Gabe. Oväläres, KM anreicherndes Optikusgliom im Verlauf des linken Sehnervs.

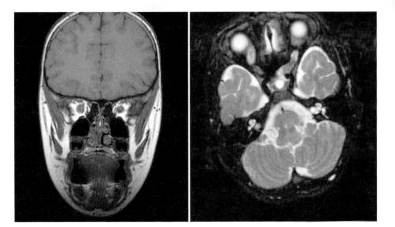

Abb. 36 Optikusgliome bds. bei bekannter Neurofibromatose (T1w koronar, T2w axial).

Optikusgliom

Differenzialdiagnose

Optikusneuritis	– Enhancement des Nervs ohne wesentliche Verdickung
Optikusmeningeom	– Nerv im anreichernden Tumor differenzierbar
	– Kalzifikationen

Typische Fehler

Ausdehnung bis zum Chiasma übersehen (MRT des Neurokraniums ist notwendig).

Ausgewählte Literatur

Chateil JF et al. MRI and clinical differences between optic pathway tumours in children with and without neurofibromatosis. Br J Radiol 2001; 74(877): 24–31

Hollander MD et al. Optic Gliomas. Radiol Clin North Am 1999; 37(1): 59–71

Schröder S et al. Long-term outcome of gliomas of the visual pathway in type 1 neurofibromatosis. Klin Monatsbl Augenheilkd 1999; 215(6): 349–354

Retinoblastom

Kurzdefinition

▶ **Epidemiologie**
Inzidenz 1/20 000 • Mehr als 90% vor 5. Lebensjahr • 70% einseitig, 30% beidseitig • Trilateral: beidseitig und Pinealis- oder suprasellärer Tumor (1%) • Tetralateral: beidseitig und Pinealis- und suprasellärer Tumor (< 0,1%).

▶ **Ätiologie/Pathophysiologie/Pathogenese**
Hochmalignes primäres Neoplasma neuroektodermaler Zellen der Retina • Inaktivierung beider Allele des Rb1-Gens auf Chromosom 13q14 • Unterschieden werden sporadische (100% einseitig) und hereditäre (85% beidseitig) Retinoblastome.

Zeichen der Bildgebung

▶ **Methode der Wahl**
MRT mit Gd-Gabe.

▶ **CT-Befund**
Raumforderung des Bulbus oculi • 90% mit Verkalkungen.

▶ **MRT-Befund**
Raumforderung im Bulbus • Gering erhöhte SI in T1w • Niedrige SI in T2w • Mäßiges bis kräftiges Enhancement nach Gd-Gabe.

▶ **Pathognomonische Befunde**
Verkalkte intraokuläre Raumforderung.

Klinik

▶ **Typische Präsentation**
Leukokorie • Strabismus • Glaukom • Visusverlust.

▶ **Therapeutische Optionen**
Operative Entfernung • Radiatio.

▶ **Verlauf und Prognose**
Gute Prognose bei kleinen, dorsal gelegenen Tumoren • Schlechte Prognose bei Tumoren ventral des Äquators, bei Beteiligung von mehr als der Hälfte der Retina oder bei Glaskörpermetastasen.
Hereditäres Retinoblastom: Assoziation mit weiteren Malignomen, v. a. Osteosarkomen • Sekundäre Tumoren nach Radiatio: 20% nach 10 Jahren, 50% nach 20 Jahren, 90% nach 30 Jahren.

▶ **Was will der Kliniker von mir wissen?**
Diagnose • Ausdehnung • Intrazerebraler Befund.

Retinoblastom

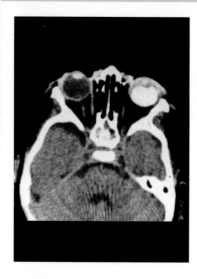

Abb. 37 CT der Orbitae eines Säuglings mit linksseitigem Retinoblastom. Die verkalkte Raumforderung füllt den hinteren Bulbusabschnitt aus.

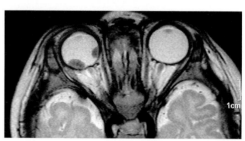

Abb. 38 MRT der Orbita mit multifokalem rechtsseitigem Retinoblastom (niedrige SI in T2w).

Differenzialdiagnose

persistierender hyperplastischer Glaskörper	– Mikrophthalmus – retrolentale fibrovaskuläre Membran mit Enhancement nach Gd-Gabe – keine Kalzifikation
Netzhautablösung	– subretinale Einblutung ohne Kalzifikation – Retinoblastom ist eine mögliche Ursache!
Morbus Coats	– subretinale Fettakkumulation – CT: hyperdense subretinale Formation – MRT: in T1w und T2w SI-reiche Raumforderung – kein Enhancement – keine Kalzifikation

Ausgewählte Literatur

Kaufman LM et al. Retinoblastoma and simulating lesions. Role of CT, MR imaging and use of Gd-DTPA contrast enhancement. Radiol Clin North Am 1998; 36(6): 1101–1117

Schueler AO et al. High resolution magnetic resonance imaging of retinoblastoma. Br J Ophthalmol 2003; 87(3): 330–335

Shields CL et al. Diagnosis and management of retinoblastoma. Cancer Control 2004; 11(5): 317–327

Melanom der Aderhaut

Kurzdefinition

▶ **Epidemiologie**
Häufigkeit: 7/1 Mio. • 70% aller intraokulären Tumoren • Altersgipfel: 50.–70. Lebensjahr.

▶ **Ätiologie/Pathophysiologie/Pathogenese**
Malignes Melanom der Aderhaut • Aderhaut ist meso- und neuroektodermalen Ursprungs • Melanome meist chorioideal • Aderhautnaevi sind eine prädisponierende Läsion.

Zeichen der Bildgebung

▶ **Methode der Wahl**
MRT mit Gd-Gabe.

▶ **CT-Befund**
Glatt begrenzte, hyperdense Raumforderung (ab 2–3 mm Größe).

▶ **MRT-Befund**
SI vom Melaningehalt abhängig • SI niedrig in T2w und angehoben in T1w • Rundliche pilzförmige, intraokuläre Raumforderung • Bei Einblutungen inhomogene SI • Mäßiges Enhancement nach Gd-Gabe (besonders T1w mit Fettsuppression).

▶ **Pathognomonische Befunde**
Intraokuläre glatt begrenzte Raumforderung • Hohe SI in T1w und niedrige SI in T2w • Tumor geht vom Ziliarkörper oder von der Retina aus.

Klinik

▶ **Typische Präsentation**
Visusverlust • Ophthalmoskopische Raumforderung • Schmerzen bei sekundärem Glaukom • Netzhautablösung.

▶ **Therapeutische Optionen**
Bei konstanter Tumorgröße Beobachtung • Operative Entfernung • Radiatio.

▶ **Verlauf und Prognose**
Kleine Tumoren (< 10 mm Durchmesser, < 3 mm Dicke) haben eine bessere Prognose (5-Jahre-Überlebensrate 85–90%) • Auch bei konstanter Tumorgröße sind Fernmetastasen (v. a. Leber) möglich.

▶ **Was will der Kliniker von mir wissen?**
Diagnose • Ausdehnung • Infiltration.

Melanom der Aderhaut

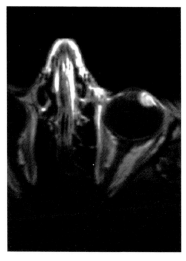
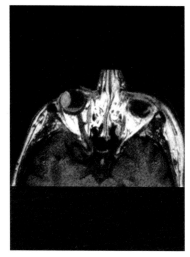

Abb. 39 Kleines linksseitiges Ziliarkörpermelanom. T1w nach KM-Gabe.

Abb. 40 Fortgeschrittenes rechtsseitiges Ziliarkörpermelanom. T1w nach KM-Gabe.

Differenzialdiagnose

Netzhautablösung	– erhöhte Dichte (CT) oder SI in T1w (MRT)
	– meist symmetrisch mit Anheftung an N. opticus
	– kein Enhancement
senile Makuladegeneration	– CT: deutliches KM-Enhancement
	– MRT: Verwechslung mit Melanom möglich
	– histologische Sicherung notwendig
Retinoblastom	– Alter
	– Kalzifikationen

Ausgewählte Literatur

Lemke AJ et al. Uveal melanoma: correlation of histopathologic and radiologic findings by using thin-section MR imaging with a surface coil. Radiology 1999; 210(3): 775–783

Mafee MF. Uveal melanoma, choroidal hemangioma, and simulating lesions. Role of MR imaging. Radiol Clin North Am 1998; 36(6): 1083–1099

Recsan Z et al. MRI for the evaluation of scleral invasion and extrascleral extension of uveal melanomas. Clin Radiol 2002; 57(5): 371–376

Optikusmeningeom

Kurzdefinition

▶ **Epidemiologie**
Häufigkeit: 5–7% der primären Orbitatumoren ● Geschlechterverhältnis: M : W = 1 : 4 ● Altersgipfel: 40.–50. Lebensjahr ● 90% sekundär bei intrakraniellem Meningeom mit Ausdehnung nach intraorbital.

▶ **Ätiologie/Pathophysiologie/Pathogenese**
Benigner Tumor der Nervenscheide des N. opticus ● Geht aus von arachnoidalen Zellen ● Assoziation zu Neurofibromatose I möglich (v. a. Frauen).

Zeichen der Bildgebung

▶ **Methode der Wahl**
MRT mit Gd-Gabe.

▶ **CT-Befund**
Isodens zum Nerv ● Schienenartige Kalzifikationen ● Kurz vor Eintritt des N. opticus in Bulbus Aufweitung des Subarachnoidalraums („Zysten") ● Homogenes Enhancement nach KM-Gabe.

▶ **MRT-Befund**
Isointens in T1w mit kräftigem Enhancement nach Gd-Gabe (v. a. bei Fettsuppression) ● Inhomogen niedrige SI in T2w ● Nerv in anreicherndem Tumor hypodens abgrenzbar ● Ausdehnung nach intrakraniell (nodulär oder en plaque) ● Intraorbitales Meningeom ohne Kontakt zum Nerv ist selten ● Perioptische „Zysten" in T2w.

▶ **Pathognomonische Befunde**
Raumforderung entlang N. opticus mit Enhancement und schienenartigen Kalzifikationen (CT).

Klinik

▶ **Typische Präsentation**
Einseitiger Visusverlust ● Skotom ● Exophthalmus.

▶ **Therapeutische Optionen**
Operative Entfernung ● Radiatio ● Evtl. Kombination.

▶ **Verlauf und Prognose**
Langsam wachsend ● Keine Mortalität ● Etwa 50% Visusverlust bei Spontanverlauf ● Nach Operation häufig Visusverlust bei Tumoradhärenz an N. opticus.

▶ **Was will der Kliniker von mir wissen?**
Diagnose ● Intrakranielle Ausdehnung.

Optikusmeningeom

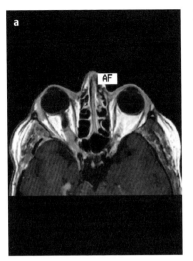
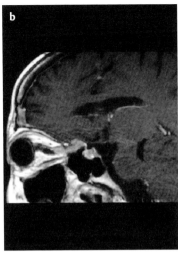

Abb. 41 a, b Rechtsseitiges Optikusmeningeom. T1w nach KM-Gabe. Kräftig KM anreichernder Tumor, der vom mittleren Anteil des intraorbitalen N. opticus bis zum Chiasma reicht.

Differenzialdiagnose

Pseudotumor orbitae	– Schmerzen
	– nicht auf N. opticus beschränkt
Optikusneuritis	– keine Verdickung des Nervs
	– Assoziation zu demyelinisierenden Erkrankungen
Optikusgliom	– keine Kalzifikationen
	– N. opticus nicht abgrenzbar
Sarkoidose	– verdickter Nerv mit Enhancement nach KM- oder Gd-Gabe
	– meist kein systemischer Befall
	– histologische Sicherung zur Differenzierung notwendig

Ausgewählte Literatur

Mafee MF et al. Optic nerve sheath meningiomas. Role of MR imaging. Radiol Clin North Am 1999; 37(1): 37–58

Saeed P et al. Optic nerve sheath meningiomas. Ophthalmology 2003; 110(10): 2019–2030

Turbin RE et al. Diagnosis and treatment of orbital optic nerve sheath meningioma. Cancer Control 2004; 11(5): 334–341

Orbitales Lymphom

Kurzdefinition

▶ **Epidemiologie**
1% aller NHL • 10% aller orbitalen Tumoren sind NHL • 85% B-Zell-Lymphome, 15% T-Zell-Lymphome • 75% systemische Erkrankung, 25% lokalisierte orbitale Manifestation.

▶ **Ätiologie/Pathophysiologie/Pathogenese**
Extranodale Manifestation maligner lymphoproliferativer Erkrankungen • Genetisch bedingte lymphozytäre Defekte bzw. Dysregulation.

Zeichen der Bildgebung

▶ **Methode der Wahl**
MRT mit Gd-Gabe.

▶ **CT-Befund**
Weichteildichte Raumforderung mit verdrängendem Wachstum • Infiltration der Tränendrüse und Augenmuskeln möglich (koronare Rekonstruktion!).

▶ **MRT-Befund**
Isointense Raumforderung in T1w und T2w mit kräftigem Enhancement nach Gd-Gabe.

▶ **Pathognomonische Befunde**
Verdrängend wachsende Raumforderung, die meist anterosuperior liegt, glatt begrenzt ist und KM anreichert.

Klinik

▶ **Typische Präsentation**
Langsame Entwicklung eines schmerzlosen Exophthalmus • Schmerzen bei Knochenarrosion • Doppelbilder.

▶ **Therapeutische Optionen**
Radiatio (Stadium IE) • Bei disseminierter Erkrankung Chemotherapie (z. B. CHOP).

▶ **Verlauf und Prognose**
Lokalisierter Befall: 75–100% Heilungsrate • Geringeres Risiko einer systemischen Erkrankung bei konjunktivalen gegenüber orbitalen NHL.

Differenzialdiagnose

reaktive lymphatische Hyperplasie	– kann nicht zu differenzieren sein
	– histologische Sicherung notwendig
Pseudotumor orbitae	– Schmerzen
	– diffuse oder unscharfe Raumforderung
Plasmozytom	– Osteolysen
Histiozytose	– glatte Osteolysen

Orbitales Lymphom

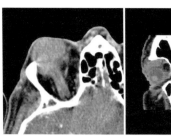
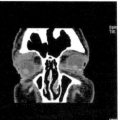

Abb. 42 Orbita-CT nach KM-Gabe mit rechtsseitigem extrakonalem Lymphom unter Beteiligung der Tränendrüse.

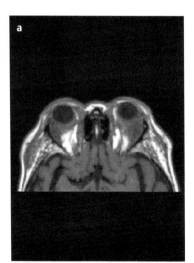
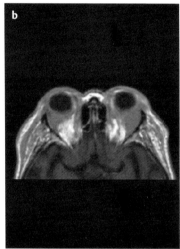

Abb. 43 a, b Intraorbitale Lymphommanifestation beidseits. Die Lymphomanteile zeigen sich im T1-gewichteten MRT-Bild als hypointense Raumforderungen (**a**) mit kräftigem Enhancement nach Gd-Gabe (**b**).

Ausgewählte Literatur

Coupland SE. Lymphoproliferative Läsionen der okulären Adnexe – Differenzialdiagnostische Leitlinien. Ophthalmologe 2004; 101(2): 197–215

Valvassori GE et al. Imaging of orbital lymphoproliferative disorders. Radiol Clin North Am 1999; 37(1): 135–150

Orbitaspitzenmetastase

Kurzdefinition

- **Epidemiologie**
  Klinisch selten apparent (1–3%) • Pathohistologisch häufiger (10–37%) • Bei ⅓ der Patienten bei Diagnose der orbitalen Metastase kein Primärtumor bekannt.

- **Ätiologie/Pathophysiologie/Pathogenese**
  Metastase maligner Tumoren in der Orbita • Häufigster Primärtumor: bei Frauen das Mammakarzinom, bei Männern Bronchialkarzinom • Metastasen aller malignen Tumoren möglich (z. B. Prostata, Niere, Plasmozytom, Melanom) • Direkte Invasion von Tumoren oder Metastasen aus Kopf-Hals-Region bis in Orbita (z. B. über Fissura orbitalis inferior).

Zeichen der Bildgebung

- **Methode der Wahl**
  CT, MRT mit Gd-Gabe.

- **CT-Befund**
  Unscharfe, meist hyperdense Raumforderung • Intraokulär (Aderhautmetastase) oder intraorbital • Häufig entlang des Sehnervs mit Enhancement nach KM-Gabe • Osteodestruktion möglich.

- **MRT-Befund**
  T1w isointens • T2w hyperintens • Enhancement nach Gd-Gabe • T1w mit Fettsuppression zur Erfassung von diffus infiltrativen Veränderungen.

- **Pathognomonische Befunde**
  Unscharfe Raumforderung introkulär oder intraorbital.

Klinik

- **Typische Präsentation**
  Raumforderung • Exophthalmus • Schmerzen • Visusverlust.

- **Therapeutische Optionen**
  Radiatio • Systemische Chemotherapie • Operative Entfernung.

- **Verlauf und Prognose**
  Lokal gute Prognose • Meist kein dauerhafter Visusverlust (Ansprechrate 60–80%) • Jedoch Zeichen eines fortgeschrittenen Tumors mit systemisch schlechter Prognose (mittlere Überlebenszeit einer orbitalen Metastase 6–17 Monate).

- **Was will der Kliniker von mir wissen?**
  Diagnose • Verlauf.

Orbitaspitzenmetastase

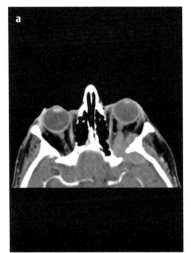 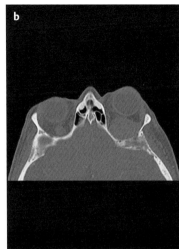

Abb. 44 a, b CT bei linksseitiger Orbitaspitzenmetastase eines bekannten Mammakarzinoms mit Ausdehnung durch die Fissura orbitalis superior in die vordere Schädelgrube (**a**). Das Knochenfenster zeigt die begleitende Knochendestruktion am hinteren oberen Orbitarand (**b**).

Differenzialdiagnose

Pseudotumor orbitae	– akute Schmerzen
	– keine Osteodestruktion
	– keine Tumoranamnese
Myositis	– einseitige Muskelverdickung
	– keine Infiltration oder Osteodestruktion
Tolosa-Hunt-Syndrom	– schmerzhafte Ophthalmoplegie
	– granulomatöses Gewebe in Orbitaspitze

Ausgewählte Literatur

Chong VF et al. Radiology of the orbital apex. Australas Radiol 1999; 43(3): 294–302

Demirci H et al. Orbital tumors in the older adult population. Ophthalmology 2002; 109(2): 243–248

Dieing A et al. Orbital metastases in breast cancer: report of two cases and review of the literature. J Cancer Res Clin Oncol 2004; 130(12): 745–748

Lemke AJ et al. Differenzialdiagnostik intrakonaler orbitaler Raumforderungen unter Verwendung der hochauflösenden MRT mit Oberflächenspulen anhand von 78 Patienten. Fortschr. Röntgenstr 2004; 176(10): 1436–1446

McCaffery S et al. Three-dimensional high-resolution magnetic resonance imaging of ocular and orbital malignancies. Arch Ophthalmol 2002; 120(6): 747–754

Normalbefund der Nasennebenhöhlen

Kurzdefinition

▶ **Epidemiologie**
- Nasenseptumdeviation: Häufigkeit: 20–50% • Meist asymptomatisch
- Belüftung einer oder mehrerer Nasenmuscheln („Concha bullosa"): Häufigkeit: 15–45%
- Varianten der Ethmoidalzellen: infraorbitale Haller-Zelle (Häufigkeit: 18–25%), Onodi-Zelle (Häufigkeit: 3–11%)

▶ **Ätiologie/Pathophysiologie/Pathogenese**
Angeborene bzw. anlagebedingte Varianten der physiologischen Anatomie der NNH.

Zeichen der Bildgebung

▶ **Methode der Wahl**
CT (Niedrigdosis-Technik) • Direkte koronare Schichtführung durch koronare Rekonstruktionen aus einem (Mehrzeilen-)Spiral-CT-Datensatz ersetzen.

▶ **CT-Befund**
Koronare Schichtung oder Rekonstruktionen:
- Nasenseptumdeviation: Abweichung des Nasenseptums
- Belüftung von Nasenmuscheln: luftgefüllte Aufweitung der mittleren Nasenmuschel („Concha bullosa")
- Haller-Zelle: Ethmoidalzelle unterhalb des Orbitabodens gelegen, direkt neben osteomeataler Einheit
- Onodizelle: dorsale Ethnoidalzelle mit Ausdehnung oberhalb bzw. in Nachbarschaft des Canalis n. optici (axiale Schichten)

▶ **Ausgewählte Normwerte**
Keine Normwerte für Septumdeviation.
Einteilung der Position der Lamina cribrosa im Verhältnis zum lateralen Abschnitt des Siebbeindachs (nach Keros):
- Grad I: 1–3 mm
- Grad II: 4–7 mm
- Grad III: > 8 mm

Klinik

▶ **Typische Präsentation**
Meist asymptomatisch, Zufallsbefund • Beeinflussung physiologisch wichtiger Strukturen möglich (z.B. durch Einengung der osteomeatalen Einheit Entwicklung einer chronischen Sinusitis) • Behinderte Nasenatmung (Septumdeviation).

▶ **Therapeutische Optionen**
Operative Korrektur des Nasenseptums • (Teil-)Entfernung der Nasenmuscheln bei funktioneller NNH-Chirurgie.

▶ **Verlauf und Prognose**
Trotz operativer Korrektur Persistenz der Symptomatik im Einzelfall möglich.

Normalbefund der Nasennebenhöhlen

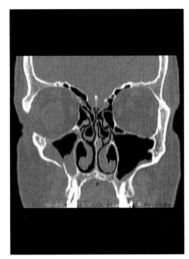
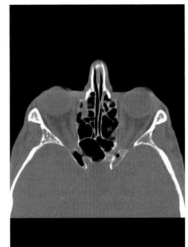

Abb. 45 Beidseitige Belüftung der Concha nasalis media („Concha bullosa"). Links Haller-Zelle mit typischer Position medial unter dem Orbitaboden direkt neben der osteomeatalen Einheit. Zeichen der chronischen Sinusitis mit geringer Schleimhautschwellung. Rechts Kieferhöhlenwandfraktur.

Abb. 46 Onodi-Zelle rechts mit typischer Ausdehnung in den oberen Clinoidfortsatz und mit direkter anatomischer Beziehung zum Canalis n. optici.

▶ **Was will der Kliniker von mir wissen?**
Vor funktioneller NNH-Chirurgie genaue Kenntnis der Anatomie zur Vermeidung von Komplikationen, z. B. Verletzungen der knöchernen Frontobasis, der Orbita oder des Sehnervs.

Typische Fehler

Fehleinschätzung der Position des Siebbeindachs • Onodi-Zellen bei MRT-Untersuchungen des Schädels unklar • Ergänzende CT der NNH/Gesichtsschädel notwendig.

Ausgewählte Literatur

Bayram M et al. Important anatomic variations of the sinonasal anatomy in light of endoscopic surgery: a pictorial review. Eur Radiol 2001; 11(10): 1991–1997

Kösling S et al. Knöcherne Varianten im koronaren CT der Nasennebenhöhlen. Fortschr Röntgenstr 1993; 159(6): 506–510

Rao VM et al. Sinonasal imaging. Anatomy and pathology. Radiol Clin North Am 1998; 36(5): 921–39

Som PM, Curtin HD. Head and Neck Imaging. St. Louis: Mosby

4 Mittelgesichtsfraktur

Kurzdefinition

▶ **Epidemiologie**
Isolierte Nasenbeinfraktur macht 50% aller Frakturen im Gesicht aus • Zweithäufigste Form ist die zentrolaterale Mittelgesichtsfraktur • Häufigkeit der Subtypen ist gleichmäßig verteilt • Frakturen mit Fehlstellung ohne Rotation sind häufiger (30%) • Frakturen mit Rotationskomponente (6%) sind seltener • Orbitabodenfrakturen: 3–5% aller Mittelgesichtsfrakturen.

▶ **Ätiologie/Pathophysiologie/Pathogenese**
Nach direkter oder indirekter Gewalteinwirkung auftretende traumatische Läsionen des Gesichtsschädels • Spitze oder stumpfe Gewalteinwirkung mit Destruktion der Stützpfeiler des Mittelgesichts (sagittal: Vomer, laterale/mediale Kieferhöhlen- und Orbitawände, Pterygoidfortsätze; horizontal: Orbitadach, Orbitaboden und Jochbogen, Maxilla).

Zeichen der Bildgebung

▶ **Methode der Wahl**
CT (koronare Rekonstruktion)

▶ **CT-Befund**
Direkte Zeichen: Konturunterbrechungen • Evtl. Stufenbildung • Evtl. Fehlstellung von Fragmenten.
Indirekte Zeichen: Luft-Flüssigkeit-Spiegel in den NNH (Hämatosinus) • Luftansammlung in den Weichgeweben oder intrakraniell • Fremdkörpereinschluss.
Einteilung in:
- Nasenbeinfrakturen
- zentrale Mittelgesichtsfrakturen (Typ LeFort I–III)
- laterale Mittelgesichtsfrakturen (Jochbogenfrakturen)
- Sonderform: Orbitabodenfraktur („Blow-out"-Fraktur)

Klinik

▶ **Typische Präsentation**
Sicht- und tastbare Stufenbildung, Deviation oder Impression • Hämatombildung • Nervenschädigung (N. infraorbitalis in 60–70% bei LeFort-II oder -III-Frakturen beteiligt) • Sehstörung (z. B. Doppelbilder).

▶ **Therapeutische Optionen**
Fixierung von Fragmenten zur primären Frakturheilung • Bei komplexen Frakturen Anheften abgesprengter Mittelgesichtsanteile an das Schädelskelett • Beseitigung von Nervenkompressionen.

▶ **Verlauf und Prognose**
Risiko einer Osteomyelitis wird durch frühzeitige operative Therapie von 1,5 auf 0,5% gesenkt • Entwicklung einer posttraumatischen Sinusitis in bis zu 10%.

Mittelgesichtsfraktur

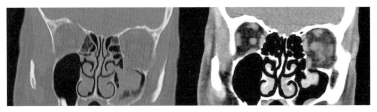

Abb. 47 Orbitabodenfraktur links mit Verlagerung von Knochenfragmenten und orbitalem Fett in den Sinus maxillaris (42-jähriger Patient).

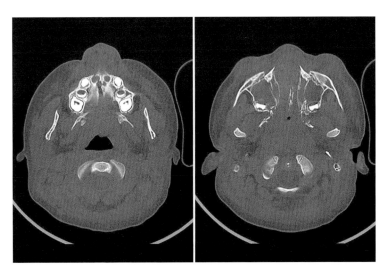

Abb. 48 Fahrradunfall. Zentrolaterale Mittelgesichtsfraktur beidseits unter Beteiligung der Maxilla, der Kieferhöhlenwand und beider Pterygoidfortsätze (Typ LeFort III).

▶ **Was will der Kliniker von mir wissen?**
Verlauf der Frakturlinien • Klassifikation nach medialem oder zentrolateralem Frakturtyp • Erfassung von Komplikationen bzw. der Beteiligung benachbarter Strukturen (z. B. intrakraniell, Orbita).

Mittelgesichtsfraktur

Differenzialdiagnose

angeborene Läsion, z.B. Enzephalozele	– geänderte Anatomie mit intakten knöchernen Strukturen ohne indirekte Frakturzeichen
posttherapeutische Veränderungen	– fehlende klinische Symptomatik – Anamnese – glatt begrenzte Defekte – keine Fehlstellung
Sutur, Knochennaht	– Seitenvergleich – der „freie" luftgefüllte Sinus schließt eine Fraktur der NNH-Wände aus

Typische Fehler

Unterschätzung von Orbitabodenverletzungen (auch ohne knöcherne Dehiszenz sind indirekte Zeichen wie die Verlagerung von Fett in den Sinus maxillaris oder orbitale Lufteinschlüsse beweisend).

Ausgewählte Literatur

Rhea JT et al. Helical CT and three-dimensional CT of facial and orbital injury. Radiol Clin North Am 1999; 37(3): 489–513

Turetschek K et al. Trauma des Gesichtsschädels und der Schädelkalotte. Radiologe 1998; 38(8): 659–666

Sinusitis/Polyposis

Kurzdefinition

▶ **Epidemiologie**
Akute Sinusitis ist eine häufige Erkrankung ● Heilt schnell aus ● Meist nosokomiale Infektionserkrankung ● In ca. 20% fortgeleitet (z. B. dentogen) ● Selten Indikation zur Bildgebung ● Selten Komplikationen (3–5%; z. B. Fortleitung in die Orbita) ● Entwicklung einer chronischen Sinusitis in ca. 5% ● Chronische Sinusitis gehäuft bei prädisponierenden Faktoren (20% bei zystischer Fibrose, 30% bei Asthma).

▶ **Ätiologie/Pathophysiologie/Pathogenese**
Akute Schleimhautreaktion der Nasenhaupthöhle oder der NNH auf Entzündungsreize ● Bei über 3 Monaten Persistenz handelt es sich um eine chronische Sinusitis.
Pathogenese: Beginn z. B. mit Polyposis nasi (nicht-neoplastische umschriebene „polypoide" Schleimhautschwellung) ● Durch Schleimhautschwellung Obstruktion der Ausführungsgänge (z. B. osteomeatale Einheit, Recessus frontalis) ● Konsekutiv intraluminale Sekretretention ● Lokale Hypoxie bedingt häufig bakterielle Superinfektion.
● Submukosale Sekretretention bei Verschluss der Ausführungsgänge muzinöser Drüsen („Retentionszysten") ● Durch Einwanderung von Leukozyten bei rezidivierendem Reiz chronische Schleimhauthypertrophie mit Ausbildung von Polypen.

Zeichen der Bildgebung

▶ **Methode der Wahl**
CT (Niedrigdosis-Technik) ● Direkte koronare Schichtführung durch koronare Rekonstruktionen aus einem (Mehrzeilen-) Spiral-CT-Datensatz ersetzen.

▶ **CT- und MRT-Befund**
Zirkuläre Schleimhautschwellung in NNH ● Rundliche Raumforderungen in den NNH ohne KM-Enhancement und ohne sekundäre Malignitätszeichen ● Bei chronischem Reiz zunehmende Verdickung der Kieferhöhlenwände mit schrumpfendem Lumen.
Orbitale Komplikationen: Einteilung nach Chandler:
- I: präseptale Phlegmone
- II: Periostitis der Lamina papyracea, intraorbitale Phlegmone
- III: subperiostaler Abszess
- IV: intrakonaler Abszess
- V: Sinus-cavernosus-Thrombose

▶ **Ausgewählte Normwerte**
Mukosadicke in Nasenhaupthöhle normal bis 3 mm ● Typisch: zirkadian wechselnde Schleimhautverdickung der Nasenmuscheln ● Verdickte Schleimhaut: 5 mm geringgradig, 5–10 mm mittelgradig, über 10 mm erheblich.

▶ **Pathognomonische Befunde**
Luft-Flüssigkeit-Spiegel ● Submukosale Sekretretention (KM aufnehmende Mukosa schließt hypodense Sekrete ein).

Sinusitis/Polyposis

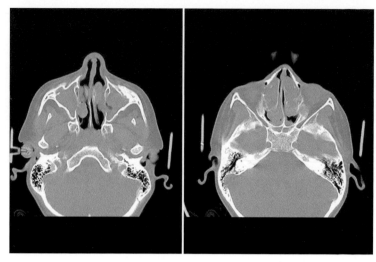

Abb. 49 Chronische Sinusitis. Teils zirkuläre, teils homogene Verschattung der NNH.

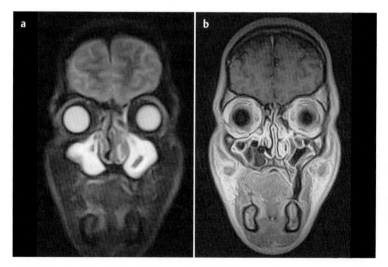

Abb. 50 a, b Rundliche, in T2w (**a**) signalreiche Schleimhautvorwölbung im Sinus maxillaris beidseits. Die über der submukosalen Retention erkennbare KM anreichernde Schleimhaut kennzeichnet die Retentionszyste (**b**, T1w nach Gd-Gabe).

Sinusitis/Polyposis

Klinik

▶ **Typische Präsentation**
Nasale Schleim- und Eiterabsonderung • Kopfschmerzen • Druckgefühl • Nasale Sprache.

▶ **Therapeutische Optionen**
Symptomatische Behandlung der akuten (viralen) Sinusitis • Therapie der Wahl bei chronischer Sinusitis bzw. Polyposis nasi: Wiedereröffnung der osteomeatalen Einheit • Wiederherstellung des physiologischen Sekretabflusses durch funktionelle endoskopische NNH-Chirurgie (FESS, z. B. Entfernung des Proc. uncinatus und Erweiterung des Infundibulums).

▶ **Verlauf und Prognose**
Zunächst symptomatische Therapie der akuten Sinusitis • Bei Persistenz (chronische Sinusitis) bzw. Polyposis funktionelle endoskopische Operationstechnik (FESS) mit 80–90% klinischem Erfolg • Je nach prädisponierenden Faktoren Rezidive (v. a. Polyposis) bis zu 30%.

▶ **Was will der Kliniker von mir wissen?**
Ausdehnung der Erkrankung • Anatomische Normvariante? • Komplikationen (z. B. orbitale Beteiligung)

Differenzialdiagnose

tumorbedingte Verschattung der Nasennebenhöhle	– geht häufig mit Knochendestruktion einher (besonders Karzinome)
	– Lymphome zeigen ein mäßiges Enhancement
Morbus Wegener	– häufig Septumdestruktion
mykotische Sinusitis	– zentral im Schleim röntgendichte Areale

Typische Fehler

Betrachtung von CT-Schichten im Weichteilfenster • Hierbei kann ein Sinus frei belüftet erscheinen • Eine Beurteilung im „NNH"-Fenster (z. B. WW 1500) ist notwendig.

Ausgewählte Literatur

Eustis HS et al. MR imaging and CT of orbital infections and complications in acute rhinosinusitis. Radiol Clin North Am 1998; 36(6): 1165–1183

Vogl TJ et al. Chronische Infektionen der Nasennebenhöhlen. Radiologe 2000; 40(6): 500–506

4 Postoperativer Status

Kurzdefinition

▶ **Epidemiologie**
Sinusitis-Rezidiv: 10–20% • Selten postoperative Komplikationen (0,5–9%).

▶ **Ätiologie/Pathophysiologie/Pathogenese**
Intraoperative Verletzung benachbarter Strukturen • Konsekutive Organverletzung oder intrakranielle Läsion • Sehr selten Blutung, Verletzung des N. opticus, Liquorfistel • Weniger bedeutsame Komplikationen: Weichteilemphysem, Hämatom oder kurzzeitige Riechstörung.

Zeichen der Bildgebung

▶ **Methode der Wahl**
CT (Niedrigdosis-Technik) • Direkte koronare Schichtführung durch koronare Rekonstruktionen aus einem (Mehrzeilen-) Spiral-CT-Datensatz ersetzen.

▶ **CT- und MRT-Befund**
Darstellung und Beschreibung der operativ veränderten oder entfernten anatomischen Strukturen:
- Recessus frontalis (persistierende Verlegung)
- osteomeatale Einheit (Verlegung oder inkomplette Entfernung des Proc. uncinatus)
- Lamina papyracea (Dehiszenz)
- Lamina cribrosa, Ethmoidaldach (Dehiszenz)
- Sinus sphenoidalis (Dehiszenz, Zephalozele, Canalis n. opticus)

Typischerweise werden eine oder mehrere der folgenden Veränderungen gefunden:
- umschriebene Erweiterung des Infundibulums durch Entfernung des Proc. uncinatus
- (Teil-) Entfernung der Concha nasalis media
- Ethmoidektomie

▶ **Pathognomonische Befunde**
Erweiterte osteomeatale Einheit • Verlust der einzelnen knöchernen Lamellen des Ethmoidalzellsystems • Verkürzte und abgerundete Concha media.

Klinik

▶ **Typische Präsentation**
Komplikationen werden teils direkt postoperativ erkannt und behandelt (z. B. Blutung, Infektion, Nervenverletzung) • Seltener treten Komplikationen im späteren Verlauf in Erscheinung (Liquorfistel).

▶ **Therapeutische Optionen**
Bei Polyposis-Rezidiv erneuter Eingriff, z. B. zur Entfernung narbiger Schleimhaut oder von Polypen.

▶ **Verlauf und Prognose**
Sinusitis-Rezidiv abhängig von anatomischen (z. B. persistierende Septumdiviation, verbleibende Ethmoidalzellen oder anatomische Varianten) und prädisponierenden Faktoren (z. B. Rauchen, allergische Disposition, Asthma, zystische Fibrose).

Postoperativer Status

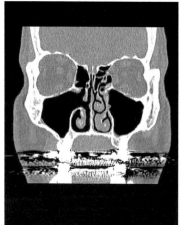 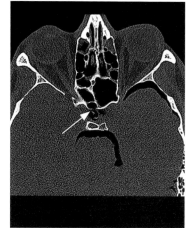

Abb. 51 Regelrechter postoperativer Befund nach Eröffnung der osteomeatalen Einheit rechts (koronare Rekonstruktion eines axialen CT).

Abb. 52 Postoperative Komplikation. Freie intrakranielle Luft nach Perforation des Sinus sphenoidalis (axial; Pfeil).

▶ **Was will der Kliniker von mir wissen?**

Hinweise auf intrakranielle oder orbitale Komplikationen • Regelrechter postoperativer Status ohne Zeichen eines Polyposis-Rezidivs • Ursachen eines Rezidivs.

Differenzialdiagnose

posttraumatische Läsionen – Anamnese
– irreguläre Knochendehiszenzen

Typische Fehler

Analyse nur in der axialen Schichtführung.

Ausgewählte Literatur

Ludwick JJ et al. A computed tomographic guide to endoscopic sinus surgery: axial and coronal views. J Comput Assist Tomogr 2002; 26(2): 317–322

Pockler C et al. CT der Nasennebenhöhlen vor endonasaler Chirurgie. Radiologe 1994; 34(2): 79–83

Sohaib SA. The effect of decreasing mAs on image quality and patient dose in sinus CT. Br J Radiol 2001; 74(878): 157–161

Som PM, Curtin HD. Head and Neck Imaging. St. Louis: Mosby

Younis RT et al. Intracranial complications of sinusitis: a 15-year review of 39 cases. Ear Nose Throat J 2002; 81(9): 636–638, 640–642, 644

Choanalpolyp

Kurzdefinition

▶ **Epidemiologie**
4–6% aller Polypen • 15–40% der Patienten haben eine allergische Prädisposition.

▶ **Ätiologie/Pathophysiologie/Pathogenese**
Echter Schleimhautpolyp des Sinus maxillaris • Durch Infundibulum bis in Nasenhaupthöhle reichend • Ausdehnung bis in Choane möglich.
Begünstigende Faktoren: allergische Prädisposition • Infektiöse Rhinosinusitis • Diabetes mellitus • Zystische Fibrose • Aspirinintoleranz.

Zeichen der Bildgebung

▶ **Methode der Wahl**
CT (koronare Rekonstruktionen)

▶ **CT-Befund**
Weichteildichte, glatt begrenzte Formation • Entwickelt sich aus dem Sinus maxillaris in die Nasenhaupthöhle • Kann bis in den Nasopharynx reichen.

▶ **MRT-Befund**
Raumforderung mit hoher SI in T2w • Niedrige SI in T1w ohne Enhancement nach Gd-Gabe.

▶ **Pathognomonische Befunde**
Polyp, der sich in die Nasenhaupthöhle bis in die Choane erstreckt.

Klinik

▶ **Typische Präsentation**
Einseitig behinderte Nasenatmung • Selten Schmerzen • Jugendliches Alter.

▶ **Therapeutische Optionen**
Resektion des Polypen • Bei allergischer Prädisposition zunächst Desensibilisierung anstreben.

▶ **Verlauf und Prognose**
Bei vollständiger Entfernung gut • Rezidivrate ca. 20–30%.

▶ **Was will der Kliniker von mir wissen?**
Diagnosestellung • Ausdehnung • Weitere Manifestationen einer evtl. chronischen Sinusitis • Präoperativ anatomische Varianten.

Choanalpolyp

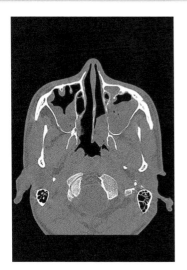

Abb. 53 Choanalpolyp, der aus dem linken Sinus maxillaris bis in die Nasenhaupthöhle reicht. Chronische Sinusitis beidseits.

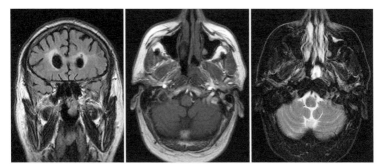

Abb. 54 Bis in den Nasopharynx links reichender Choanalpolyp (FLAIR und T1w: mittlere SI, T2w: signalangehoben).

Choanalpolyp

Differenzialdiagnose

juveniles Nasen-Rachen-Angiofibrom	– stark vaskularisierter und anreichernder Prozess mit Ausdehnung in die Fossa pterygopalatina – selten Beteiligung des Sinus maxillaris
Enzephalozele	– Ausdehnung einer nasalen Raumforderung von intrakraniell – ossärer Defekt oder Anlagestörung
Nasopharynxkarzinom	– NNH meist ausgespart – destruktiver Prozess mit weiteren Malignitätszeichen (z. B. Lymphknotenmetastasen)

Typische Fehler

Klassisches Erscheinungsbild mit glockenförmiger Ausdehnung am besten auf axialem Primärbild erkennbar.

Ausgewählte Literatur

Chung SK et al. Surgical, radiologic, and histologic findings of the antrochoanal polyp. Am J Rhinol 2002; 16(2): 71–76

Mukozele

Kurzdefinition

▶ **Epidemiologie**
 ⅔ aller Mukozelen im Sinus frontalis ● Lokalisation: Ethmoidalzellen (20–25%), Kieferhöhlen (5–10%), Sinus sphenoidalis (5–10%).

▶ **Ätiologie/Pathophysiologie/Pathogenese**
 Raumforderung der NNH durch Sekretretention mit knöcherner Umformung ● Obstruktion (entzündlich, posttraumatisch, postoperativ) einer NNH mit konsekutiver Sekretansammlung ● Langsame Umformung und Ausdünnung der knöchernen NNH-Wände durch langsamen und konstanten Druck.

Zeichen der Bildgebung

▶ **Methode der Wahl**
 CT ● Sekundäre Rekonstruktion in mehreren Ebenen ● KM-Gabe zur Beurteilung intrakranieller Beteiligung
▶ **CT-Befund**
 Glatt begrenzte Raumforderung mit glatter Modellierung ● Geht aus von den NNH ● Ausdehnung der knöchernen Begrenzung ● Ausdehnung in Nachbarstrukturen ● Kompression, jedoch keine Destruktion von Nachbarstrukturen ● Bei Pyozele erhöhte Dichtewerte (eitriges Sekret) sowie Lufteinschlüsse.
▶ **MRT-Befund**
 Rundliche Läsion mit hohem Signal in T2w ● Zunehmende Eindickung des Sekret führt zu Signalumkehr (niedrige SI in T2w, hohes Signal in T1w) ● Im Gegensatz zu langsam wachsenden Tumoren kein Enhancement nach Gd-Gabe.
▶ **Pathognomonische Befunde**
 Glatt begrenzte Raumforderung mit vorgewölbten und ausgedünnten knöchernen Wänden ohne KM-Enhancement.

Klinik

▶ **Typische Präsentation**
 Meist keine klinische Beschwerden ● Selten Schmerzen ● Durch Kompressionseffekte Vielzahl klinischer Symptome, z.B. Proptosis (frontal, ethmoidal), einseitige Sehstörung (ethmoidal, sphenoidal), Nasenobstruktion (maxillär).
▶ **Therapeutische Optionen**
 Operative Entfernung der Mukozele.
▶ **Verlauf und Prognose**
 Bei vollständiger Entfernung auch bei endonasalem Zugang keine Rezidive ● Rückbildung von Hirnnervensymptomen abhängig von Läsionsdauer ● Komplikation: bei bakterieller Superinfektion Entwicklung einer Pyozele (schmerzhaft).
▶ **Was will der Kliniker von mir wissen?**
 Diagnosestellung ● Lokalisation und Ausdehnung ● Lagebeziehung zu anderen Strukturen ● Komplikationen.

4 Mukozele

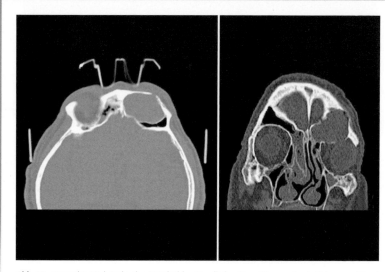

Abb. 55 Typische Mukozele der Stirnhöhle. Rundliche Vorwölbung der knöchernen Wand durch die flüssigkeitsisodense Raumforderung mit Verdrängung des Bulbus nach kaudal.

Differenzialdiagnose

benigner Tumor der NNH (z. B. Papillom)	– knöchernes Remodeling meist nicht so gleichmäßig – KM aufnehmendes Tumorgewebe
Choanalpolyp	– keine Aufdehnung der NNH, sondern Expansion in Nasenhaupthöhle
odontogene Zyste	– rundliche Formation am Boden der Kieferhöhle ohne Expansion derselben – meist mit erkennbarem Wurzelmaterial

Typische Fehler

Fehlinterpretation einer großen Raumforderung als Tumor • Keine Beurteilung der benachbarten Strukturen • Unterlassen der KM-Gabe zur sicheren Differenzierung eines tumorösen Prozesses bzw. von Komplikationen.

Ausgewählte Literatur

Har-El G. Endoscopic management of 108 sinus mucoceles. Laryngoscope 2001; 111(12): 2131–2134

Lloyd G et al. Optimum imaging for mucoceles. J Laryngol Otol 2000; 114(3): 233–236

Serrano E et al. Surgical management of paranasal sinus mucoceles: a long-term study of 60 cases. Otolaryngol Head Neck Surg 2004; 131(1): 133–140

Som PM, Curtin HD. Head and Neck Imaging. St. Louis: Mosby

Pilzinfektion

Kurzdefinition

▶ **Epidemiologie**
6–8 % aller chronischen Sinusitiden mykotisch bedingt.

▶ **Ätiologie/Pathophysiologie/Pathogenese**
Sinusitis auf dem Boden einer mykotischen Infektion, meist Aspergillus-Spezies • Unterschieden werden 4 Verlaufsformen:
- Form I: akut invasiv
- Form II: chronisch invasiv
- Form III: Fungusball
- Form IV: allergische Pilzsinusitis

Akut invasive Formen meist bei immunsupprimierten Patienten (oft Mucormykosis, v. a. bei Diabetes mellitus, HIV, leukopenischen Patienten) • Nicht-invasive Verlaufsformen bei immunkompetenten Patienten (chronische Sinusitis oder allergische Disposition).

Zeichen der Bildgebung

▶ **Methode der Wahl**
CT mit KM-Gabe, MRT mit Gd-Gabe.

▶ **CT-Befund**
Vollständige Verschattung einer oder mehrerer NNH ohne Flüssigkeitsspiegel • Allergische Pilzsinusitis nicht von chronischen Sinusitis mit multiplen Polypen unterscheidbar • Zentrale Hyperdensität (Stoffwechselprodukte, verlagerte Wurzelfüllung) möglich • Akut invasive Form: osteodestruktive Läsionen und infiltrative, invasive Ausdehnung in umgebende Strukturen (Orbita, Schädelbasis, intrakraniell).

▶ **MRT-Befund**
Hohe SI in T2w, niedrige SI in T1w • Kein Enhancement nach Gd-Gabe • Akut invasive Form: infiltrativ destruktive Ausdehnung außerhalb der Sinus auf T1w und fettsupprimierten Sequenzen nach Gd-Gabe gut beurteilbar.

▶ **Pathognomonische Befunde**
Zentrale Hyperdensität im CT bei allergischer Pilzsinusitis und Infektionen mit Fungusball • Häufig mehrere Sinus beidseitig betroffen • Durch die Raumforderung Ausdünnung oder teilweise fokal unregelmäßigen Demineralisierung der knöchernen Begrenzung • Bei invasiver Verlaufsform ossäre Destruktionen möglich • Diffuse Infiltration umgebender Strukturen bei invasiver Pilzsinusitis.

Klinik

▶ **Typische Präsentation**
Akut invasive Form: Schweres Krankheitsbild • Fieber • Lethargie bis zum Koma • Bei orbitaler Komplikation oft Sehstörungen • Intrakranielle Ausdehnung mit entsprechenden neurologischen Symptomen.
Nicht-invasive Formen: Teils asymptomatisch • Teils Symptome einer chronischen Sinusitis.

4 Pilzinfektion

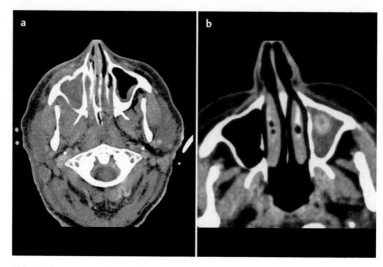

Abb. 56 a, b Patient nach Knochenmarktransplantation bei akuter myeloischer Leukämie mit Schmerzen im rechten Oberkiefer. Rechts betonte, akut invasive Aspergillus-Sinusitis mit Infiltration der Gesichtsweichteile und der Fossa infratemporalis (**a**). Bei chronischer Verlaufsform (**b**) zentrale Dichteanhebung.

- ▶ **Therapeutische Optionen**
  Bei akut invasiver Form schnellstmöglich vollständige operative Sanierung – ggf. auch unter Mitnahme beteiligter Nachbarstrukturen (z. B. Orbita) ● Begleitend Antimykotika (z. B. Amphotericin B, Caspofungin) ● Bei chronischen Verlaufsformen prinzipiell gleiches Vorgehen, jedoch weniger radikales und schnelles Vorgehen.
- ▶ **Verlauf und Prognose**
  Bei verspäteter Diagnose oder Therapieeinleitung akut invasive Mucormykose in bis zu 40 % letal ● Bei chronischen Verlaufsformen deutlich bessere Prognose mit teils vollständiger postoperativer Ausheilung.
- ▶ **Was will der Kliniker von mir wissen?**
  Diagnosestellung ● Ausdehnung des Befundes ● Bei Invasivität Beteiligung der Nachbarstrukturen.

Differenzialdiagnose

maligner Tumor	– Anamnese, Verlauf
	– Tumoren reichern kräftiger KM an
chronische Sinusitis	– rein bildgebend nicht von allergischer Pilzsinusitis zu unterscheiden (sinubronchiales Syndrom)

Pilzinfektion

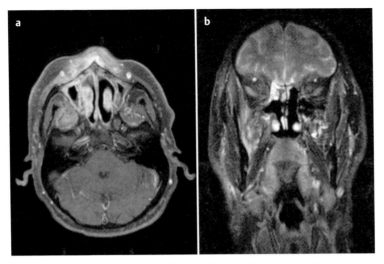

Abb. 57a, b 65-jährige Patientin mit Diabetes mellitus. Nach dentogenem Abszess Mukormykose des rechten Sinus maxillaris mit Trigeminus- und Fazialisparese. Diffuse Ausbreitung der Entzündung in die Fossa infratemporalis. Fettsupprimiertes T1w Bild nach Gd-Gabe (**a**) und fettsupprimiertes T2w Bild (**b**).

Typische Fehler

Besonders bei diabetischen und immunkompromittierten Patienten an Möglichkeit einer invasiven Mykose denken ● Diagnose muss zügig – ggf. durch Biopsie – gestellt werden, um Therapie rechtzeitig einzuleiten.

Ausgewählte Literatur

Bent JP et al. Diagnosis of allergic fungal sinusitis. Otolaryngol Head Neck Surg 1994; 111(5): 580–588

Morpeth JF et al. Fungal sinusitis: an update. Ann Allergy Asthma Immunol 1996; 76(2): 128–139

Mukherji SK et al. Allergic fungal sinusitis: CT findings. Radiology 1998; 207(2): 417–422

Morbus Wegener

Kurzdefinition

▶ **Epidemiologie**
In 60–70% Nasenhaupthöhle und NNH betroffen • Pulmonale Beteiligung in über 90%.

▶ **Ätiologie/Pathophysiologie/Pathogenese**
Idiopathische, nekrotisierende, granulomatöse Vaskulitis des oberen Respirationstrakts • Teils Nierenbeteiligung • Ätiologie unklar • Ausbildung nicht verkäsender Granulome oder Entzündungsreaktionen.

Zeichen der Bildgebung

▶ **Methode der Wahl**
CT (Darstellung knöcherner Destruktion), MRT mit Gd-Gabe

▶ **CT-Befund**
Weichteildichter rundlicher Prozess • Häufig in der Mittellinie • Verschattung von Nasenhaupthöhle und NNH • Teils mottenfraßartige Knochendestruktion zunächst des Septums, später auch der medialen Kieferhöhlenwände und der Conchae.

▶ **MRT-Befund**
Knotige Raumforderungen der Mukosa • Meist mit hohem Signal in T2w • Inhomogenes Enhancement nach Gd-Gabe.

▶ **Pathognomonische Befunde**
Mittelliniennahe Raumforderung mit KM-Enhancement und ossärer Destruktion.

Klinik

▶ **Typische Präsentation**
Häufig lange als chronische Sinusitis verkannt • Eitrige Rhinorrhö • Epistaxis • Schmerzen.

▶ **Therapeutische Optionen**
Immunsuppression (z.B. Steroide, Cyclophosphamid) • Evtl. Versuch der operativen Sanierung, insbesondere bei orbitaler Komplikation.

▶ **Verlauf und Prognose**
Auf die NNH begrenzte Erkrankung ohne systemische Beteiligung verläuft oft gutartig • Erhebliche Destruktion des Mittelgesichts bis zur intrakraniellen Ausdehnung möglich.

▶ **Was will der Kliniker von mir wissen?**
Verdachtsdiagnose äußern • Sicherung nur histologisch möglich • Ausdehnung des Prozesses • Knöcherne Destruktion.

Morbus Wegener 4

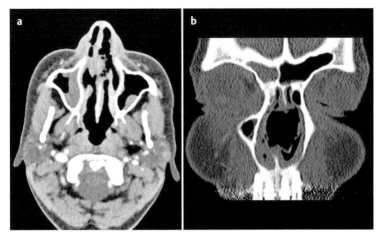

Abb. 58a, b Morbus Wegener (CT-Befund): mittelständige weichteildichte Formation in der Nasenhaupthöhle (**a**), die zu einer Arrosion des Septum nasi geführt hat (**b**) als Initialbefund einer kopfbetonten klinischen Symptomatik.

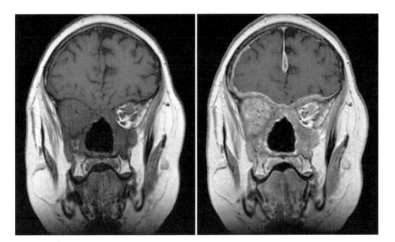

Abb. 59 Morbus Wegener (MRT). Zustand nach NNH-Operation. Ausdehnung des granulomatösen Prozesses nach intraorbital und intrakraniell, erkennbar an der KM-Aufnahme des Weichgewebes.

Morbus Wegener

Differenzialdiagnose

Non-Hodgkin-Lymphom	– teilweise kräftigeres Enhancement
	– kann sonst bildmorphologisch bei Wachstum in der Mittellinie nicht unterschieden werden
invasive mykotische Sinusitis	– Anamnese, Verlauf
toxisch (z. B. „Cocain-Nase")	– Anamnese
	– relativ glatt berandete Osteodestruktion
	– wenig granulomatöses Gewebe

Typische Fehler

Erkrankung in DD nicht erwähnt • Die NNH überschreitendes Wachstum übersehen.

Ausgewählte Literatur

Benoudiba F et al. Sinonasal Wegener's granulomatosis: CT characteristics. Neuroradiology 2003; 45(2): 95–99

Borges A et al. Midline destructive lesions of the sinonasal tract: simplified terminology based on histopathologic criteria. AJNR Am J Neuroradiol 2000; 21(2): 331–336

Muhle C et al. MRI of the nasal cavity, the paranasal sinuses and orbits in Wegener's granulomatosis. Eur Radiol 1997; 7(4): 566–570

Shin MS et al. Wegener's granulomatosis upper respiratory tract and pulmonary radiographic manifestations in 30 cases with pathogenetic consideration. Clin Imaging 1998; 22(2): 99–104

Nasen-Rachen-Angiofibrom

Kurzdefinition

- **Epidemiologie**
  Altersgipfel zwischen 14 und 17 Jahren • Fast ausschließlich junge Männer.
- **Ätiologie/Pathophysiologie/Pathogenese**
  Benigner, lokal invasiv wachsender, vaskulärer Tumor junger Männer • Häufigster benigner Tumor des Nasopharynx • 5–20% reichen bis an die Schädelbasis mit möglicher intrakranieller Infiltration durch die Neuroforamina.

Zeichen der Bildgebung

- **Methode der Wahl**
  CT mit KM-Gabe, MRT mit Gd-Gabe, MRA
- **CT-Befund**
  Kräftig KM aufnehmender Tumor • Wächst vom Foramen sphenopalatinum in die Fossa pterygopalatina, die Fossa pterygoidea, die mittlere Schädelgrube und in den Sinus maxillaris.
- **MRT-Befund**
  Mittlere SI in T2w • Niedrige SI in T1w mit sehr starkem Enhancement nach KM-Gabe • Die MRA kann eine hypertrophierte A. maxillaris bzw. A. pharyngea ascendens zeigen • Perfusionsmessungen zeigen einen „Drop-out"-Effekt (arterielle Perfusion) • In T2w signalarme bandförmige Strukturen oder Punkte („flow void" der hypertrophierten Gefäße).
- **Pathognomonische Befunde**
  Kräftig KM bzw. Gd aufnehmender Tumor bei jungen Männern, der aus der Fossa pterygopalatina entspringt.

Klinik

- **Typische Präsentation**
  Meist einseitige Nasenobstruktion • Epistaxis • Schmerzen.
- **Therapeutische Optionen**
  Methode der Wahl ist die Operation • Je nach Tumorgröße evtl. Ergänzung durch präoperative Embolisation (Begrenzung des intraoperativen Blutverlusts) • Alternativ Bestrahlung sowohl primär als auch bei Rezidiv.
- **Verlauf und Prognose**
  In 15–25% postoperatives Lokalrezidiv des benignen Tumors (kräftige KM-Aufnahme) • Rezidiv kann nachreseziert oder nachbestrahlt werden • Rezidive sind nach Bestrahlung seltener • Katarakt oder zentralnervöse Strahlenfolgen möglich.
- **Was will der Kliniker von mir wissen?**
  Ausdehnung • Evtl. präoperative kathetergestützte Embolisation.

Nasen-Rachen-Angiofibrom

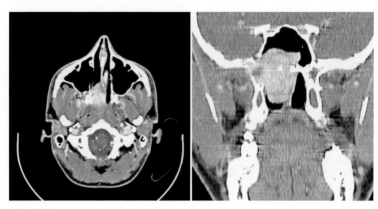

Abb. 60 Juveniles Nasen-Rachen-Angiofibrom. Typischerweise kräftig anreichernder Tumor, der von der Fossa pterygopalatina ausgehend in die Nasenhaupthöhle einwächst.

Differenzialdiagnose

Choanalpolyp
– reichert kein KM an
– endonasale Raumforderung ohne Ausdehnung in die Fossa pterygopalatina

maligner Tumor
(z. B. Rhabdomyosarkom)
– Ausgangsort meist NNH
– Fossa pterygopalatina meist nicht betroffen
– jüngere Patienten
– homogener Tumor mit kräftiger Anreicherung (kein „flow void")

Typische Fehler

Koronare Schichtung (MRT) bzw. koronare Rekonstruktion zur Beurteilung einer intrakraniellen Ausdehnung unbedingt notwendig.

Ausgewählte Literatur

Chagnaud C et al. Postoperative follow-up of juvenile nasopharyngeal angiofibromas: assessment by CT scan and MR imaging. Eur Radiol 1998; 8(5): 756–764

Scholtz AW et al. Juvenile nasopharyngeal angiofibroma: management and therapy. Laryngoscope 2001; 111(4 Pt 1): 681–687

Sennes LU et al. Juvenile nasopharyngeal angiofibroma: the routes of invasion. Rhinology 2003; 41(4): 235–240

Turowski B et al. Interventional neuroradiology of the head and neck. Neuroimaging Clin N Am 2003; 13(3): 619–645

Invertiertes Papillom

Kurzdefinition

- **Epidemiologie**
  Papillome machen 0,5–5% aller Tumoren des Nasenhaupthöhle und NNH aus • Davon 75% invertierte Papillome (meist bei Männern in der 4.–7. Dekade) • In 3–24% Übergang in Karzinom (vor allem Plattenepithelkazinom).
- **Ätiologie/Pathophysiologie/Pathogenese**
  Epithelialer Tumor • Geht aus von der lateralen Nasenwand • Ausdehnung in die NNH (meist Sinus maxillaris) • Ätiologie unklar • Assoziation mit humanem Papilloma-Virus • Fungiforme Papillome entstehen am Septum nasi.

Zeichen der Bildgebung

- **Methode der Wahl**
  CT, MRT mit Gd-Gabe
- **CT-Befund**
  Einseitiger weichteildichter Tumor • Geht aus von lateraler Nasenwand • Lobulierte Oberfläche • Nach KM-Gabe schlangenartiges Enhancement der eingefalteten Schleimhaut • Intratumorale Kalzifikationen möglich • Evtl. Knochenarrosionen bei längerem Wachstum.
- **MRT-Befund**
  In T1w niedrige SI und in T2w mäßig signalangehoben • In T2w unregelmäßiges Signalmuster, das sich nach Gd-Gabe ähnlich wie im CT demarkiert • Bei zentralen Nekrosen oder Infiltration in Nachbarstrukturen Malignisierung wahrscheinlich.
- **Pathognomonische Befunde**
  In Höhe der Concha nasalis media entstehender weichteildichter Tumor, der bei Obstruktion der osteomeatalen Einheit zur Verschattung von Sinus frontalis, maxillaris und vorderen Ethmoidalzellen führt • Bei KM- bzw. Gd-Gabe typisches schlangenartiges Enhancement.

Klinik

- **Typische Präsentation**
  Sinusitis bei Obstruktion der osteomeatalen Einheit • Nasale Sprache • Epistaxis.
- **Therapeutische Optionen**
  Vollständige operative Entfernung • Neben dem klassischen Zugang über Maxillektomie zunehmend endoskopische Verfahren.
- **Verlauf und Prognose**
  Hohe Rezidivhäufigkeit besonders bei klassischen Operationsverfahren • Geringere Rezidivrate bei endoskopischen Verfahren (15–20%).
- **Was will der Kliniker von mir wissen?**
  Diagnosestellung • Ausdehnung • Mögliche Malignitätszeichen.

Invertiertes Papillom

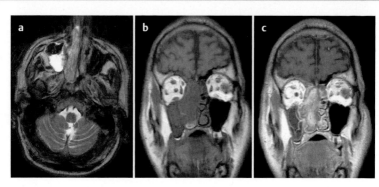

Abb. 61 a – c Von der lateralen Nasenwand rechts ausgehender, weichteildichter Prozess ohne Malignitätszeichen mit Schleimretention in der rechten Kieferhöhle (inhomogene SI in T2w, **a**). **b** T1w nativ. Kräftiges, etwas wirbeliges Enhancement nach Gd-Gabe (**c**).

Differenzialdiagnose

Retentionszyste	– glatt begrenzter, nicht anreichernder Prozess
Choanalpolyp	– aus dem Sinus maxillaris entstehender rundlicher Polyp ohne wesentliches Enhancement
Nasen-Rachen-Angiofibrom	– jüngere Patienten – Entstehungsort im Nasopharynx mit Beteiligung der Fossa pterygopalatina
maligner Tumor (z. B. Plattenepithelkarziom)	– inhomogenes Enhancement – direkte Malignitätszeichen – kann im Einzelfall mitunter nicht zu differenzieren sein

Typische Fehler

Eventuelle Malignitätszeichen (Infiltration und knöcherne Destruktion sowie Nekrosen) nicht beachtet • Ursprungsort und Anreicherungsmuster zur DD anderer Raumforderungen nicht beachtet.

Ausgewählte Literatur

Dammann F et al. Inverted papilloma of the nasal cavity and the paranasal sinuses: using CT for primary diagnosis and follow-up. AJR Am J Roentgenol 1999; 172(2): 543 – 548

Kaufman MR et al. Sinonasal papillomas: clinicopathologic review of 40 patients with inverted and oncocytic schneiderian papillomas. Laryngoscope 2002; 112(8 Pt 1): 1372 – 1377

Ojiri H et al. Potentially distinctive features of sinonasal inverted papilloma on MR imaging. AJR Am J Roentgenol 2000; 175(2): 465 – 468

Karzinom

Kurzdefinition

- **Epidemiologie**
  Inzidenz: 1/100 000 • Am häufigsten bei älteren Männern • 3% aller Tumoren der Kopf-Hals-Region sind Karzinome • Plattenepithelkarzinome (50%), undifferenzierte (20%) und adenoidzystische sowie Adenokarzinome (je 10%) sind am häufigsten • Prädilektionsorte: Antrum des Sinus maxillaris (50–60%), weniger häufig ethmoidal (10–25%) oder Nasenhaupthöhle (15–30%).
- **Ätiologie/Pathophysiologie/Pathogenese**
  Maligner epithelialer Tumor • Geht aus von der Mukosa oder den kleinen mukosalen Schleimdrüsen • Erhöhtes Risiko bei exogenen Toxinen (z. B. Nickel, Chrom, Holzarbeiter) nach langer Expositionsdauer und Latenzzeit.

Zeichen der Bildgebung

- **Methode der Wahl**
  MRT mit Gd-Gabe • CT mit KM-Gabe.
- **CT-Befund**
  Weichteildichte Raumforderung • Inhomogenes Enhancement (Nekrosezonen) • Osteodestruktives Wachstum • Oft Infiltration der Nachbarstrukturen.
- **MRT-Befund**
  Mittlere Signalintensität in T1w und T2w • Gd-anreichernde Raumforderung • Zentrale Aussparung bei Nekroseflächen • Perineurale Tumorausdehnung in fettsupprimierten Sequenzen und unter Verwendung multiplanarer Schichtführung erkennbar • Retiniertes Sekret oft signalreich in T2w • Bei chronischer Retention Signalabsenkung in T2w durch Sekreteindickung möglich.
  - T1: Tumor auf NNH begrenzt, keine ossäre Destruktion
  - T2: Knochendestruktion nach vorne und/oder unten (Wangenweichteile, Maxilla)
  - T3: Knochendestruktion nach hinten und/oder oben (Hinterwand Sinus maxillaris, Orbitaboden, Pterygoidfortsätze, vordere Ethmoidalzellen)
  - T4: Ausdehnung in die Orbita oder nach intrakraniell, Nasopharynx, Fossa pterygopalatina, Weichgaumen, Clivus, hintere Ethmoidalzellen
- **Pathognomonische Befunde**
  Osteodestruktiv wachsender, KM aufnehmender, einseitiger Tumor, der meist im Antrum des Sinus maxillaris, der Nasenhaupthöhle oder den vorderen Ethmoidalzellen liegt. Perineurale Tumorausdehnung.

Klinik

- **Typische Präsentation**
  (Kopf-)Schmerzen • Sinusitis • Sehstörungen • Zahnverlust.
- **Therapeutische Optionen**
  Radikaloperation und Strahlentherapie • Chemotherapie • Evtl. kombinierte Therapie.
- **Verlauf und Prognose**
  Lokalrezidive häufig (20–50%), davon 80% im 1. Jahr • 5-Jahre-Überlebensrate 60–75% • T1-Tumoren haben bei entsprechender Behandlung 100% Überlebensrate.

Karzinom

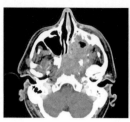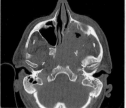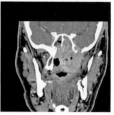

Abb. 62 T4-Plattenepithelkarzinom des Sinus maxillaris links. Inhomogen anreichernde Weichteilformation mit Knochendestruktion und Infiltration des Nasopharynx, der Fossa infratemporalis sowie der Schädelbasis (koronare Rekonstruktion).

▶ **Was will der Kliniker von mir wissen?**
Diagnosestellung (Differenzierung zur Sinusitis) • Ausdehnung des Tumors • Infiltration in die Umgebung bzw. Knochenarrosion • Beteiligung der Schädelbasis bzw. perineurale Ausbreitung • Landmarken: Wangenweichteile, Fossa pterygopalatina, Orbita, Maxilla, Neuroforamina.

Differenzialdiagnose

invasive Pilzsinusitis	– oft nicht unterscheidbar – kurze Anamnese
Morbus Wegener	– Mittellinienprozess ohne relevantes Enhancement – Knochendestruktion und infiltrierendes Wachstum im Einzelfall nicht differenzierbar
Non-Hodgkin-Lymphom	– geringes Enhancement – eher Knochenarrosion als Destruktion

Typische Fehler

Fehlinterpretation als chronische Sinusitis • Fehlende Darstellung und Beurteilung einer perineuralen Infiltration.

Ausgewählte Literatur

Caldemeyer KS et al. Imaging features and clinical significance of perineural spread or extension of head and neck tumors. Radiographics 1998; 18(1): 97–110

Euteneuer S et al. Malignome der inneren Nase und der Nasennebenhöhlen, Klinik, Therapie und Prognose verschiedener Tumorentitäten. Laryngorhinootologie 2004; 83: 33–39

Goldenberg D et al. Malignant tumors of the nose and paranasal sinuses: a retrospective review of 291 cases. Ear Nose Throat J 2001; 80(4): 272–277

Rao VM et al. Sinonasal imaging. Anatomy and pathology. Radiol Clin North Am 1998; 36(5): 921–939

Non-Hodgkin-Lymphom

Kurzdefinition

- **Epidemiologie**
  Etwa in 50 % aller NHL Beteiligung der Kopf-Hals-Region, meist in den zervikalen Lymphknoten ● In 10 % extranodale Manifestation ● Etwa gleich häufig B- und T-Zell-Lymphome ● Deutlich seltener Morbus Hodgkin
- **Ätiologie/Pathophysiologie/Pathogenese**
  Extranodale Manifestation eines Non-Hodgkin-Lymphoms in den NNH ● Tumor unklarer Ätiologie.

Zeichen der Bildgebung

- **Methode der Wahl**
  CT mit KM-Gabe ● MRT mit Gd-Gabe
- **CT-Befund**
  Meist mäßig homogen anreichernde, weichteildichte Formation in Nasenhaupthöhle oder NNH ● Teils Ausdehnung in den Nasopharynx (Waldeyer-Rachenring) ● Zervikale Lymphadenopathie ● Knochen werden eher arrodiert als destruiert ● Kann bildmorphologisch wie ein Karzinom imponieren ● Nach Therapie Nekroseareale und/oder stippchenförmige Kalzifikationen.
- **MRT-Befund**
  Mittlere Signalintensität in T1w und T2w ● Homogen Gd-anreichernde Tumorformation ● Gute Beurteilbarkeit der Ausdehnung nach intrakraniell auf T1w mit Fettsuppression nach Gd-Gabe.
- **Pathognomonische Befunde**
  Lymphome können alle benignen und malignen Entitäten (von Polyposis nasi, Papillomen bis zu Karzinomen) imitieren.

Klinik

- **Typische Präsentation**
  Raumforderung ● Obstruktion ● Sinusitis ● Teils Epistaxis.
- **Therapeutische Optionen**
  Chemotherapie und/oder Bestrahlung ● Initial bei einziger Manifestation Biopsie.
- **Verlauf und Prognose**
  Stadienabhängige 5-Jahre-Überlebensrate 40–90 %.
- **Was will der Kliniker von mir wissen?**
  Diagnosestellung ● Lokalisation (zur Biopsieentnahme) ● Beteiligung von Hirnbasisstrukturen bzw. Ausdehnung nach intrakraniell.

Non-Hodgkin-Lymphom

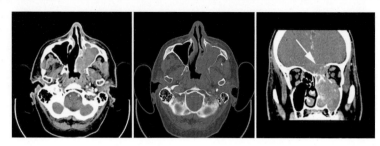

Abb. 63 Non-Hodgkin-Lymphom (62-jähriger Patient). CT: Ausdehnung der KM aufnehmenden, weichteildichten Formation aus dem linken Sinus maxillaris unter Knochenarrosion in die Fossa pterygoidea sowie nach intrakraniell (Pfeil).

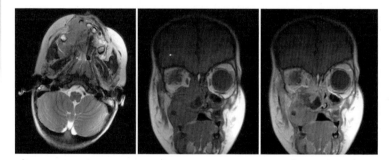

Abb. 64 Non-Hodgkin-Lymphom (3-jähriger Patient). MRT: Gd anreichernde, weichteilige Raumforderung, die aus dem Sinus maxillaris rechts in die Gesichtsweichteile und die Orbita einwächst.

Differenzialdiagnose

Polyposis nasi	– keine KM-Aufnahme
	– keine knöcherne Arrosion
invertiertes Papillom	– keine knöcherne Arrosion
	– schlangenartiges Anreicherungsmuster
Karzinom	– knöcherne Destruktion oft eindeutig
	– bei NHL eher Druckarrosion
	– im Einzelfall aber sehr ähnliches Bild

Typische Fehler

Ohne KM-Gabe Fehlinterpretation als chronische Sinusitis bzw. Polyposis • Knöcherne Veränderungen und Ausdehnung über Grenzen der NNH beachten • Bei unklaren Befunden zur Biopsie raten.

Ausgewählte Literatur

Gufler H et al. MRI of lymphomas of the orbits and the paranasal sinuses. J Comput Assist Tomogr 1997; 21(6): 887–891

Nakamura K et al. Primary non-Hodgkin lymphoma of the sinonasal cavities: correlation of CT evaluation with clinical outcome. Radiology 1997; 204(2): 431–435

Weber AL et al. Hodgkin and non-Hodgkin lymphoma of the head and neck: clinical, pathologic, and imaging evaluation. Neuroimaging Clin N Am 2003; 13(3): 371–392

Thornwaldt-Zyste

Kurzdefinition

- **Epidemiologie**
  Häufigste kongenitale Raumforderung des Nasopharynx • Inzidenz: 4% • Altersgipfel: 15.–60. Lebensjahr • Meist Zufallsbefund bei 1–5% der MRT-Schädeluntersuchungen.
- **Ätiologie/Pathophysiologie/Pathogenese**
  Syn.: Bursa pharyngealis • Durch embryogene Variante bedingte benigne Zyste des superoposterioren Nasopharynx • Liegt mittelständig und submukös superoposterior im Nasopharynx • Entsteht durch meist entzündlichen Verschluss einer inkonstanten Ausziehung der embryogenen Verbindung des primitiven Pharynx zur Chorda dorsalis • Meist asymptomatisch • Selten Abszedierung.

Zeichen der Bildgebung

- **Methode der Wahl**
  MRT
- **CT-Befund**
  Zufallsbefund • Zyste, die mittelständig in der posterioren Nasopharynxwand liegt • Zum Muskel iso- bis hyperdens • Kleine Zysten sind schwer zu diagnostizieren • Nach KM-Gabe analog zum MRT meist leichter abgrenzbar.
- **MRT-Befund**
  T1w Signal der Zyste intermediär bis hyperintens, je nach Proteingehalt des Inhalts • Zystenwand reichert gelegentlich KM an • T2w und IR Aufnahmen zeigen meist homogen hyperintense, glatt begrenzte, benigne Zyste.
- **Ausgewählte Normwerte**
  Zystendurchmesser einige Millimeter bis zu 3 cm • Chronisch entzündliche Veränderungen bei Zysten > 2 cm.
- **Pathognomonische Befunde**
  Mediane T1w und T2w hyperintense Zyste im submukösen dorsopharyngealen Raum.

Klinik

- **Typische Präsentation**
  Über 99% klinisch stumm • Selten Kompression der Tuba Eustachii, nasale Sprache oder Abszedierung • Sehr selten chronische Infektion mit „Thornwaldt-Syndrom": Pharyngitis, Halitose, Nackensteife und okzipitale Kopfschmerzen.
- **Therapeutische Optionen**
  Keine Therapie, wenn asymptomatisch • Antibiotische Behandlung • Transorale Exzision oder Marsupialisation chronisch infizierter oder schmerzhafter Zysten.
- **Verlauf und Prognose**
  Kontrolle von Zufallsbefunden nicht notwendig • Operation ist kurativ.

Thornwaldt-Zyste

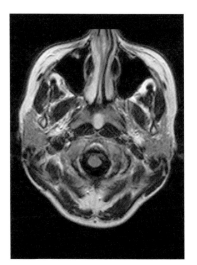

Abb. 65 Thornwaldt-Zyste. Native T2w MRT. Die Zyste liegt ventral zwischen den Bäuchen des M. longus colli in der Medianebene im Dach des Nasopharynx. Der Zysteninhalt ist T2w meist hyperintens, die Zystenwand nicht abgrenzbar.

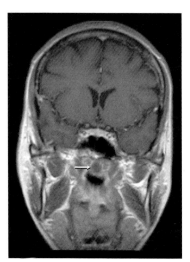

Abb. 66 MRT, T1w nach Gd-Gabe (gleicher Patient wie in Abb. **65**): Der Zysteninhalt ist muskeliso- bis -hypointens. Der die Zyste umgebende hyperintense Ring besteht aus Zystenwand und Gd anreichernder Pharynxschleimhaut (Pfeil).

Thornwaldt-Zyste

Differenzialdiagnose

adenoide Hyperplasie	– meist paramediane diffuse Lymphgewebshyperplasie – von KM anreichernden Strängen durchzogen
adenoide Retentionszyste (Mukosazyste)	– T1w hypointens – oft im Recessus lateralis gelegen – multipel – charakteristische Herz- oder Birnenform
Choanalpolyp	– T1w-hypointens – verlegt von ventral kommend den Nasopharyngealraum
Rathke-Zyste	– inkomplett embryonal verschlossene Rathke-Tasche – kaudale Zyste, meist im Os sphenoidale
Zephalozele	– nasopharyngeale Lage möglich, jedoch deutliche Verbindung zu zerebralen Strukturen

Typische Fehler

Fehldeutung bei charakteristischem Erscheinungsbild sehr selten.

Ausgewählte Literatur

Chong VF et al. Radiology of the nasopharynx: pictorial essay. Australas Radiol 2000; 44(1): 5–13

Ikushima I et al. MR Imaging of Tornwaldt's Cysts. AJR 1999; 172: 1663–1665

Weissman JL. Thornwaldt cysts. J Otolaryngol 1992; 13(6): 381–385

Spondylodiszitis

Kurzdefinition

▶ **Epidemiologie**
Bandscheiben- und Wirbelkörperbefall klinisch untrennbar ● Gleiche Therapie (daher Synonym: Spondylitis, Diszitis, vertebrale Osteomyelitis) ● Inzidenz: 1/50 000 (Europa) bis 11% (Afrika) ● Risiko erhöht bei Diabetes, HIV, Steroidgabe, Alkohol- und Drogenabusus ● Geschlechterverhältnis M:W = 2:1 ● 2 Erkrankungsgipfel: 5–30 Jahre und 6. Lebensdekade ● Bei Kindern unter 3 Jahren meist Diszitis (besser vaskularisiert) ● Bei Kindern über 7 Jahren meist vertebrale Osteomyelitis.

▶ **Ätiologie/Pathophysiologie/Pathogenese**
Entzündung von Wirbelkörpern und der dazwischen liegenden Bandscheiben ● Meist hämatogene Streuung ● Seltener postoperativ ● Häufig konsekutive prä-, paravertebrale oder epidurale Abszesse ● Bei Kindern auch in Verbindung mit Streptococcus-B-Henselae-Infektion und Katzenkratzkrankheit ● Seltener posttraumatisch.

Zeichen der Bildgebung

▶ **Methode der Wahl**
MRT (Sensitivität: 96%, Genauigkeit: 94%) ● CT bei Verdacht auf gasbildende Erreger ● Ergänzend Tc-99m-Szintigraphie zur Lokalisation bei disseminiertem Befall.

▶ **MRT-Befund**
T1w: Reduzierte Zwischenwirbelraumweite ● Angrenzend hypointense Endplatten ● Anreicherung des Zwischenwirbelraums und der Wirbelkörper nach Gd-Gabe ● Perivertebrale und epidurale Begleitreaktion oder -abszess (erhöhte Detektionsrate bei fettsupprimierter T1w nach Gd-Gabe).
T1w nach Gd-Gabe: Grenzplattennah intermediäres Signal ● Signalanstieg im Wirbelkörper.
T2w, STIR: Bandscheibe und Wirbelkörper signalangehoben.

▶ **Ausgewählte Normwerte**
Zwischenwirbelraumweite: C2 < C3 < C4 < C5 < C6 ≥ C7 ● Retropharyngealraum in Höhe C2 bis 7 mm ● Retrotrachealraum in Höhe C6 bis 22 mm.

▶ **Pathognomonische Befunde**
Signalangehobener Zwischenwirbelraum in T2w mit Anreicherung nach Gd-Gabe in T1w.

Klinik

▶ **Typische Präsentation**
Häufig verzögerte Diagnosestellung bei unspezifischen Entzündungszeichen (z.B. CRP-Anstieg, Fieber, Abgeschlagenheit) ● Lokale Muskelanspannung ● Durch Bewegung verstärkte Nackenschmerzen ● Neurologische Ausfallerscheinungen ● Zervikale Manifestation seltener als lumbaler und thorakaler Befall.

▶ **Therapeutische Optionen**
Keimspezifische antibiotische Therapie über mehrere Wochen (meist Staphylococcus aureus) ● Chirurgische Intervention beschränkt sich auf Patienten mit neurologischem Defizit, Abszessen, Wirbelkörperinstabilität oder -deformierung.

Spondylodiszitis

Abb. 67 a, b Native T2w MRT (**a**). Spondylodiszitis HWK 3 und 4. Bandscheibe nicht abgrenzbar. Irregulär konturierte Wirbelkörperendplatten und Signalhyperintensität des Knochenmarks von HWK 3 und 4. T1w nach Gd-Gabe. Signalhyperintense Darstellung (**b**) von HWK 3 und 4. Prävertebralraum und spinaler Durasack zeigen ein entzündlich bedingtes KM-Enhancement.

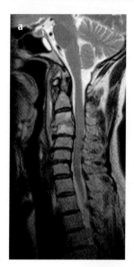
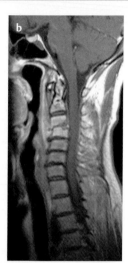

Abb. 68 T2w MRT nativ. Spondylodiszitis HWK 3 und 4 mit vollständigem Verlust des Zwischenwirbelraums. In T2w signalhyperintenser prävertebraler Abszess. Die in T2w signalhypointense Abszesswand zeigte nach Gd-Gabe (nicht abgebildet) ein deutliches KM-Enhancement.

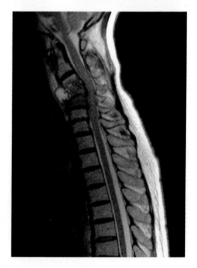

▶ **Verlauf und Prognose**
Gute Prognose • Heilung bis zu 1 Jahr, oft mit spontaner Wirbelkörperperfusion • In 25% neurologisches Defizit, davon 10% irreversibel • 5–10% Mortalität bei antibiotischer Behandlung, 14% Re-Infektionen • MRT im Verlauf zur Beurteilung der Wirbelsäulenintegrität • KM-Anreicherung über mehrere Monate auch ohne akute Infektion möglich.

Differenzialdiagnose

neoplastischer Prozess	– oft gesamter Wirbelkörper oder posteriore Elemente betroffen
	– raumfordernd
	– geht meist vom Wirbelkörper aus
	– konvexe Hinterwand
	– paariger Wirbelkörperbefall untypisch
Epiduralabszess	– meist keine Signalbeeinträchtigung in Wirbelkörper und Diskus
rheumatoide Spondylitis und andere Formen seronegativer Spondylarthropathien	– atlantoaxialer Übergang betroffen
	– multifokaler Befall häufiger
	– Pannusbildung, chronische (signalarme) Destruktion
	– Zwischenwirbelraumweite reduziert, Bandscheibe signalarm/fleckig
aktivierte Osteochondrose	– akute entzündliche Exazerbation einer ausgeprägten Osteochondrose
	– Bandscheibe evtl. verschmälert, aber nicht signalreich

Typische Fehler

Sekundären epiduralen Abszess übersehen. Aktivierte Osteochondrose überinterpretieren.

Ausgewählte Literatur

Barnes B, Alexander JT, Branch CL. Cervical osteomyelitis: a brief review. Neurosurg Focus 2004; 17(6)

Fernandez M, Carrol CL, Baker CJ. Discitis and vertebral osteomyelitis in children: an 18-year review. Pediatrics 2000; 105(6): 1299–1304

Lam KS, Webb JK. Discitis. Hosp Med 2004, 65(5): 280–286

Varma R, Lander P, Assaf A. Imaging of pyogenic infectious spondylodiskitis. Radiol Clin North Am 2001, 39: 203–213

Peritonsillarabszess

Kurzdefinition

▶ **Epidemiologie**
Häufigste Entzündung der tiefen Halsweichteile im Kindes- und Jugendalter ● Entwickelt sich meist aus einem Tonsillenabszess ● Kann sich nach para- und retropharyngeal, in den Mastikatorraum, den M. pterygoideus medialis und den weichen Gaumen ausbreiten.

▶ **Ätiologie/Pathophysiologie/Pathogenese**
Peritonsilläre Ausbreitung einer eitrigen Einschmelzung der normalerweise selbstlimitierenden Tonsillitis ● Erreger: meist hämolysierende B-Streptokokken, Staphylokokken, Pneumokokken oder Haemophilus.

Zeichen der Bildgebung

▶ **Methode der Wahl**
CT, MRT

▶ **CT-Befund**
Asymmetrische (peri-)tonsilläre, inhomogene Raumforderung ● Nach KM-Gabe nicht immer typische ringförmige KM-Aufnahme ● Häufig verminderte Abgrenzbarkeit umgebender Weichteilstrukturen ● Oft begleitende zervikale Lymphadenitis.

▶ **MRT-Befund**
Signalintensitätserhöhung in T2w und nach KM-Gabe in T1w.

▶ **Pathognomonische Befunde**
Raumforderung mit KM aufnehmender Wand und kleinen Gas-Flüssigkeit-Spiegeln.

Klinik

▶ **Typische Präsentation**
Anamnestisch vorangegangene akute/chronische Tonsillitis ● Antibiotisch nicht kontrollierbare progressive Halsschmerzen und Tonsillenschwellung (Ödem) ● Kloßige Sprache ● Fieber ● Bei Beteiligung des M. pterygoideus Ausbildung eines Trismus.

▶ **Therapeutische Optionen**
Chirurgische Inzisionsdrainage oder Nadelaspiration ● I.v. Antibiose (z.B. Penicillin) ● Tonsillektomie meist erst nach Abklingen der Entzündung (ca. 6 Wochen) ● Evtl. Tonsillektomie à chaud zur Vermeidung von Revisionen (jedoch komplikationsreicher).

▶ **Verlauf und Prognose**
Exzellente Prognose bei chirurgischer Inzision oder Aspiration und i.v. Antibiose ● Teilweise Revision zur wiederholten Drainage notwendig ● Ausbleibende Behandlung kann zur Ruptur und Autodrainage in den Pharynx oder die umliegenden Faszienräume führen.

Peritonsillarabszess

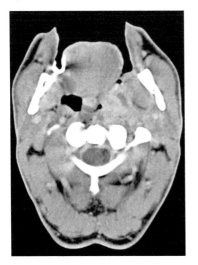

Abb. 69 CT nach KM-Gabe. Peritonsillarabszess links. Zentral hypodens mit umgebender KM aufnehmender Wand. Asymmetrische Einengung des Pharynx durch Schwellung der linken Tonsille und der ipsilateralen Pharynxschleimhaut. Schmerzbedingt geöffneter Mund.

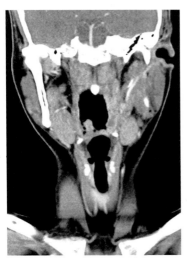

Abb. 70 CT nach KM-Gabe (koronare Rekonstruktion). Peritonsillarabszess links mit perifokaler Schwellung und vermehrter KM-Aufnahme der Schleimhaut. Asymmetrische Einengung des Oropharynx auf Höhe des linken Gaumenbogens. Typische randständige KM-Anreicherung mit zentral hypodenser Abszesshöhle.

Peritonsillarabszess

Differenzialdiagnose

lymphoide Hyperplasie	– beidseitig symmetrisch, homogen vergrößerte Tonsillen – KM aufnehmende intratonsilläre Septen
tonsilläre Retentionszyste	– fokal abgrenzbare tonsilläre Flüssigkeitsansammlung – kein umgebendes Ödem – keine KM-Aufnahme
dentogene Abszedierung	– maxilläre, atriale Beteiligung
tonsilläres Non-Hodgkin-Lymphom	– einseitige, submuköse Tumormasse – KM-negative Septen – nicht nekrotische, ausgeprägte Lymphadenopathie
Tumoren der submukösen Speicheldrüsen	– benigne: scharf abgrenzbar; evtl. gestieltes Wachstum – maligne: DD Karzinom, Lymphadenopathie selten

Typische Fehler

Fehldeutung der tonsillären Raumforderung als Neoplasie.

Ausgewählte Literatur

Mukherji SK, Castillo M. A simplified approach to the spaces of the extracranial head & neck. Radiol Clin North Am 1998; 36: 761–780

Schraff S. Peritonsillar abscess in children: A 10-year review of diagnosis and management. Int J Pediatr Otorhinlaryngol 2001; 57: 213–218

Windfuhr JP, Remmert S. Trends and complications in the management of peritonsillar abscess with emphasis on children. HNO 2004 Sep 24; E-pub [in press]

Parapharyngealer Abszess

Kurzdefinition

- **Epidemiologie**
  9% aller parapharyngealen Raumforderungen ● Meist im prästyloidalen Kompartiment mit Ausbreitung nach poststyloidal ● Oft Strepto- oder Staphylokokkeninfektion.
- **Ätiologie/Pathophysiologie/Pathogenese**
  Eitrige Ausbreitung einer Entzündung innerhalb des Parapharyngealraums ● Selten primär parapharyngeal ● Infiltration meist über Nachbarstrukturen ● Prästyloidal von Tonsillen und Pharynx ausgehend ● Seltener odontogen ● Von intraparotideal oder als iatrogene Komplikation ● Poststyloidale Ausbreitung mit Gefahr der Hirnnervenläsion IX–XII, Jugularvenenthrombose, Karotisaneurysma und Mediastinitis.

Zeichen der Bildgebung

- **Methode der Wahl**
  MRT, CT (Sensitivität 87,9%)
- **CT-Befund**
  Dichteanhebung des parapharyngealen Fettgewebes ohne Faszienüberschreitung ● Inhomogene uni- oder multilokuläre Flüssigkeits- oder Gasansammlungen mit randbetonter Anreicherung nach KM-Gabe ● Begleitödem.
- **MRT-Befund**
  Parapharyngeal diffuse SI-Anhebung in T2w Bildern ● Bei Abszedierung Signalabsenkung in T1w mit perifokalem Enhancement nach Gd-Gabe (besonders in fettsupprimierten Sequenzen) ● Einschmelzung in T2w hyperintens ● Darstellung in mehreren Ebenen zur Ausbreitungsdiagnostik erforderlich.
- **Pathognomonische Befunde**
  Inhomogene Raumforderung mit KM aufnehmender Wand und kleinen Gas-Flüssigkeits-Spiegeln.

Klinik

- **Typische Präsentation**
  Bis zu 50% der Patienten bei Diagnosestellung aufgrund von Entzündungen im HNO-Bereich bereits unter Antibiose ● Hals-/Nackenschmerzen und -steifigkeit ● Bei Drainage nur ca. 50% positive Bakterienkulturen.
- **Therapeutische Optionen**
  Chirurgische Inzisionsdrainage nur bei Nachweis eines Abszesses ● Evtl. i.v. Antibiose (z.B. Penicillin) bei ausgeprägter Phlegmone ● Ohne Drainage kann ein mykotisches Aneurysma der A. carotis interna entstehen.

5 Parapharyngealer Abszess

Abb. 71 CT nach KM-Gabe. Parapharyngealer Abszess rechts mit KM anreichernder Wand und großer zentraler Hypodensität. Lateral und ventral der Hauptabszesshöhle zeigen sich weitere kleine Abszedierungen. Abszessbedingte Verlagerung des Schildknorpels nach links.

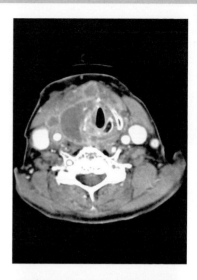

Abb. 72 CT nach KM-Gabe. Retropharyngealer Abszess. Links exzentrisch unmittelbar vor der Halswirbelsäule gelegene, typische zentral hypodense Formation mit ringförmiger, KM aufnehmender Wand. Der Abszess liegt submukös und führt zu einer asymmetrischen Einengung des Pharynx von links dorsal.

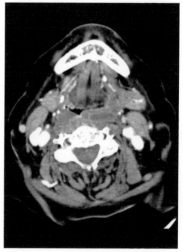

Parapharyngealer Abszess

Differenzialdiagnose

parapharyngeale Phlegmone	– inhomogen KM aufnehmendes Fettgewebe („dirty fat")
	– keine ringförmig KM aufnehmende Abszesswand
	– respektiert die Faszienräume häufig nicht
primäre Zysten (branchiogen, Dermoid-, Epidermoid-)	– oft flüssigkeitsäquivalente homogene Binnenstruktur
	– glatte, homogen KM aufnehmende Wandbegrenzung
benigner Tumor (z. B. zystisch-regressives Adenom)	– inhomogene Binnenstruktur
	– diffuse KM-Aufnahme
	– glatt berandet
	– in T1w hypo-, in T2w hyperintens
Karzinome	– Binnenstruktur inhomogen
	– KM-Aufnahme diffus
	– unscharfer, nicht die Faszien respektierender Rand
einschmelzende Lymphknoten	– multiple Lymphknoten
	– Fettgewebe normal
	– evtl. spezifische Genese
Thrombose, Aneurysma	– vaskulär, meist homogen
	– hyperintens in T1w und T2w

Typische Fehler

Unterscheidung zwischen Phlegmone und Abszess mit MRT bei Kindern nur eingeschränkt möglich.

Ausgewählte Literatur

Alaani A, Griffiths H, Minhas SS, Olliff J, Drake Lee AB. Parapharyngeal abscess: diagnosis, complications and management in adults. Eur Arch Otorhinolaryngol 2004

Sichel JY, Gomori JM, Sahh D, Elian J. Parapharyngeal abscess in children: the role of CT for diagnosis and treatment. Int J Pediatr Otorhinolaryngol 1996; 35: 213–222

Pharynxkarzinom

Kurzdefinition

▶ **Epidemiologie**
Inzidenz 10–35% • Männer sind häufiger betroffen als Frauen.
Nasopharynx: Inzidenz bei Chinesen erhöht (18%) • 70–95% aller Naso-, Oro- und Hypopharynxtumoren.
Oro- und Hypopharynx: Inzidenz bei Tabak- und Alkoholabusus erhöht • Häufigkeit, Ausbreitung und Lymphknotenbefall lokalisationsabhängig.

▶ **Ätiologie/Pathophysiologie/Pathogenese**
Plattenepithelkarzinom, seltener adenoid-zystisches Karzinom des Pharynx.
Nasopharynx: „Schmincke-Tumor" • Mit Karzinogenen und Epstein-Barr-Virus assoziiert • 90% Lymphknotenbefall bei Diagnose • Unterschieden werden 3 Subtypen:
- Typ 1: keratinisierend
- Typ 2: nicht keratinisierend
- Typ 3: undiffenziert

Oropharynx: 80% tonsillär • 15% weicher Gaumen • 4% Pharynx • 60% Lymphknotenbefall bei Diagnose.
Hypopharynx: Oft anaplastisch ulzerierend oder exophytisch • 60% Sinus piriformis • 25% retrokrikoidal • 15% Pharynxhinterwand • 50% zervikaler Lymphknotenbefall bei Diagnose.

Zeichen der Bildgebung

▶ **Methode der Wahl**
MRT, CT

▶ **CT-Befund**
Schleimhautnahe Lage bei invasiver Ausbreitung • Oft asymmetrische, unregelmäßig begrenzte Raumforderung mit mäßiger KM-Aufnahme.

▶ **MRT-Befund**
Tumor in T1w hypo- bis isointens zum Muskel, damit gut gegen Fettgewebe abgrenzbar • In T2w leicht hyperintens, hier Fettunterdrückung sinnvoll zur Tumorabgrenzung • Nach Gd-Gabe nur geringes Enhancement • Bessere Abgrenzbarkeit nach Fettsuppression • Cave: Infiltration von Gefäß-Nerven-Scheide, Knochen und Muskeln.

▶ **Pathognomonische Befunde**
Pharyngeale, oft inhomogene Raumforderung mit Infiltration von Nachbarstrukturen je nach Stadium.
Staging (AJCC):
- Nasopharynx: T1 (1 Unterbezirk, nur submukös) • T2 (mehr als 1 Unterbezirk) • T3 (Nasenhöhle, Oropharynx) • T4 (Schädelbasis, Hirnnerven)
- Oropharynx: TIS (in situ) • T1 (< 2 cm) • T2 (2–4 cm) • T3 (> 4 cm) • T4 (invasives Wachstum)
- Hypopharynx: T1 (1 Unterbezirk, ≤ 2 cm) • T2 (mehr als 1 Unterbezirk oder > 2 cm oder < 4 cm ohne Larynxfixierung) • T3 (> 4 cm oder mit Larynxfixierung) • T4 (Infiltration lokaler Strukturen).

Pharynxkarzinom

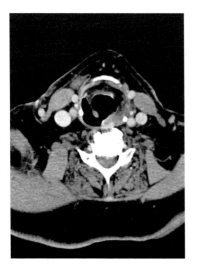

Abb. 73 CT nach KM-Gabe. Hypopharynxkarzinom. Dorsolateral links der Schleimhaut im Recessus piriformis aufsitzendes Karzinom mit mäßiger KM-Aufnahme und asymmetrischer Einengung des Pharynx. Der Tumor überschreitet die Mittellinie und infiltriert links den Parapharyngealraum.

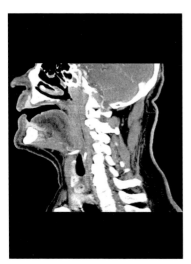

Abb. 74 CT nach KM-Gabe. Nasopharynxkarzinom (Schmincke-Tumor). Ossäre Infiltration und lokale Invasion der Schädelbasis mit intrakranieller Tumorausbreitung entlang des Clivus. Das Tumorgewebe wächst in den Canalis caroticus ein (cave: Infiltration der A. carotis interna). Beachte: Lipomatöser Umbau der Zungenmuskulatur durch tumorbedingte Infiltration des gleichseitigen N. hypoglossus.

Pharynxkarzinom

Klinik

▶ **Typische Präsentation**
Oft uncharakteristische Symptome, z.B. nicht abheilendes, schmerzloses Schleimhautulkus • Sprachstörungen • Dysphagie • Neurologische Ausfälle erst ab Stadium T4 • Oft Lymphknotenbefall bei Diagnose.
- Metastasierung im Nasopharynx (abnehmende Häufigkeit): Lymphknoten, Knochen, Lunge, Leber.
- Metastasierung im Oropharynx (abnehmende Häufigkeit): Lymphknoten, Lunge, Knochen, Leber.

▶ **Therapeutische Optionen**
- Nasopharynx: Radio- und Brachioradiotherapie.
- Oropharynx: Chirurgische Exzision • Evtl. „neck dissection" in Kombination mit Radio-Chemotherapie.
- Hypopharynx: Radio-Chemotherapie • Je nach Stadium Laryngopharyngektomie.

▶ **Verlauf und Prognose**
- Nasopharynx: Rezidive häufig • Besser endoskopisch zu entdecken.
- Oropharynx: Bei Lymphknotenbeteiligung 5-Jahres-Überlebensrate unter 50%.
- Hypopharynx: Prognose nimmt mit folgender Reihenfolge ab: Sinus-piriformis-Karzinom, Hinterwandkarzinom, Retrokrikoid-Karzinom (5-Jahre-Überlebensrate <25%).

Differenzialdiagnose

tonsilläre Hyperplasie (Naso- und Oropharynx)	– meist symmetrisch und homogen vergrößerte Tonsillen – kein invasives Wachstum – KM anreichernde Septen – Patienten meist jünger als 20 Jahre
tonsilläres Non-Hodgkin-Lymphom (Naso- und Oropharynx)	– einseitige, sich submukös ausbreitende Tumormasse – ausgeprägte, nicht nekrotisierende Lymphknotenvergrößerung
benigne Neoplasie der Speicheldrüsen (z.B. Adenome) (Naso- und Oropharynx)	– glatte Tumorbegrenzung ohne invasives Wachstum – teils gestieltes Wachstum mit Einengung des Pharynx – keine KM anreichernden Septen
maligne Neoplasie der Speicheldrüsen (z.B. Karzinome) (Naso-, Oro- und Hypopharynx)	– adenoid-zystisch, morphologisch dem Plattenepithelkarzinom ähnlich – oft nicht vom Plattenepithelkarzinom abzugrenzen – deutlich seltener oder keine Lymphknotenmetastasen
Kaposi-Sarkom (Hypopharynx)	– AIDS-assoziierte Neoplasie – mukosales Wachstum, ähnlich dem Plattenepithelkarzinom
Abszess	– akute klinische Symptomatik – Abszessmembran

Typische Fehler

Unterschätzen der bereits abgelaufenen Metastasierung.

Ausgewählte Literatur

Chin SC, Fatterpekar G, Chen CY, Som PM. MR imaging of diverse manifestations of nasopharyngeal carcinomas. AJR Am J Roentgenol 2003; 180(6): 1715–1722

Chung NN, Ting LL, Hsu WC, Lui LT, Wang PM. Impact of magnetic resonance imaging versus CT on nasopharyngeal carcinoma: primary tumor target delineation for radiotherapy. Head Neck 2004; 26(3): 241–246

Collaborative staging manual and coding instructions, version 1.0. Collaborative Staging Task Force of the American Joint Committee on Cancer 2004 NIH Publication Number 04–5496

Mukherji SK, Pillbury H, Castillo M. Imaging squamos cell carcinomas of the upper aerodigestive tract: what the clinicians need to know. Radiology 1997; 205: 629–646

Weber AL, Romo L, Hashmi S. Malignant tumors of the oral cavity and oropharynx: clinical, pathologic, and radiologic evaluation. Neuroimaging Clin N Am 2003; 13(3): 443–464

Tonsillenlymphom

Kurzdefinition

▶ **Epidemiologie**
Geschlechterverhältnis M:W = 2:1 • Altersgipfel > 40 Jahre • Kongenitale und erworbene Immunschwächen prädisponieren • 10–20% extranodale Lymphome in der Kopf-Hals-Region, davon der Großteil im Waldeyer-Rachenring • Bei 50% Lymphknoten- und bei 20% gastrointestinale Beteiligung.

▶ **Ätiologie/Pathophysiologie/Pathogenese**
- Non-Hodgkin-Lymphom (NHL): extranodale Beteiligung der Tonsilla palatina
- Maligne lymphatische Infiltration des mukosaassoziierten lymphatischen Gewebes (MALT): in absteigender Häufigkeit Magen, Tonsilla palatina (einseitig), nasopharyngeale Adenoide (diffus), Tonsilla lingualis (einseitig)

Meist B-Zell-Typ • Lokal langsam wachsend • Nicht nekrotisierend.

Zeichen der Bildgebung

▶ **Methode der Wahl**
MRT, CT

▶ **CT-Befund**
Bildgebung vom Boden der Sella turcica bis nach infraklavikulär • Homogene, kräftige KM-Aufnahme • Expansive, aber nicht destruierende Raumforderung.

▶ **MRT-Befund**
Meist einseitig • Tonsilläre, expansive, nicht destruierende Raumforderung • Enhancement nach Gd-Gabe • Keine Septen (DD: lymphoide Hyperplasie mit anreichernden Septen) • In T2w teils inhomogen erhöhte SI.

▶ **Pathognomonische Befunde**
Abgrenzung vom Plattenepithelkarzinom radiologisch nicht eindeutig möglich • NHL zeigt auch bei ausgedehnten Befunden meist keine ossäre Destruktion.

Klinik

▶ **Typische Präsentation**
B-Symptomatik (Nachtschweiß, Gewichtsverlust, Fieber) möglich • Je nach Lokalisation nasale, kloßige Sprache, Atem-, Schluck- und Sprechstörungen • Otitis media • Hals- und Ohrenschmerzen.

Klinisches Staging (Ann-Arbor):
- Stadium I: 1 Lymphknotenregion oder 1 extranodales Organ
- Stadium II: mehr als 2 Lymphknotenregionen oder 1 extranodale Region und mehr als 1 Lymphknotenregion einseitig des Zwerchfells
- Stadium III: Lymphknotenbefall auf beiden Seiten des Zwerchfells mit oder ohne Milz- oder extranodalen Befall
- Stadium IV: diffuser oder disseminierter Befall eines oder mehrerer extranodaler Organe mit oder ohne Lymphknotenbefall

▶ **Therapeutische Optionen**
Je nach Stadium kombinierte Radio-Chemotherapie • Evtl. Stammzelltransplantation.

Tonsillenlymphom

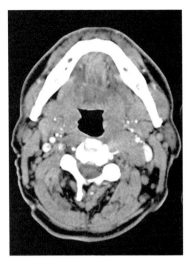

Abb. 75 CT nach KM-Gabe. Tonsillenlymphom links. Diffuse, zum umgebenden Gewebe isodense Schwellung und Infiltration des lymphatischen Pharynxgewebes auf Höhe des Unterkiefers. Leichte asymmetrische Einengung des Pharynx von links. Verlegung der parapharyngealen Fetträume und Verlagerung der linken Gefäß-Nerven-Scheide nach lateral.

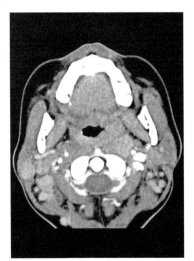

Abb. 76 CT nach KM-Gabe. Zirkuläre lymphatische Infiltration des Waldeyer-Rachenrings auf Höhe des Gaumens bei Patient mit CLL. Multiple vergrößerte und vermehrt KM anreichernde zervikale Lymphknoten.

Tonsillenlymphom

▶ **Verlauf und Prognose**
Stadienabhängige 5-Jahre-Überlebensrate zwischen 50% (Stadium I) und 10% (Stadium IV) • Primär tonsilläres NHL: kein prognostisch bedeutsamer Faktor bekannt, Radio-Chemotherapie häufig kurativ.

Differenzialdiagnose

tonsilläre Hyperplasie (Waldeyer-Rachenring)	– meist symmetrisch und homogen vergrößerte Tonsillen – Patienten meist unter 20 Jahre – kein invasives Wachstum – KM aufnehmende intratonsilläre Septen
Plattenepithelkarzinom (Naso- oder Oropharynx)	– Patienten über 40 Jahre – Tabak-, Alkoholabusus – schmerzloses Ulkus – teils nekrotische Lymphknotenmetastasen
Neoplasie der Speicheldrüsen (Naso- oder Oropharynx)	– teilweise nicht vom Lymphom oder Plattenepithelkarzinom abgrenzbar – Lymphknotenmetastasen selten

Typische Fehler

Schwierige Differenzialdiagnose der tonsillären Hyperplasie vs. Tonsillenlymphom

Ausgewählte Literatur

Cohnen M, Saleh A, Germing U, Engelbrecht V, Modder U. Imaging of supradiaphragmatic manifestations of extranodal non-Hodgkin's lymphoma. Radiologe 2002; 42(12): 960–969

Mohammadianpanah M, Omidvai S, Mosalei A, Ahmadloo N. Treatment results of tonsillar lymphoma: a 10-year experience. Ann Hematol 2005; 84(4): 223–226

Muller AM, Ihorst G, Mertelsmann R, Engelhardt M. Epidemiology of non-Hodgkin's lymphoma (NHL): trends, geographic distribution, and etiology. Ann Hematol 2004; 9

Normalbefund des Larynx

Anatomie

Der Larynx wird topographisch in 3 Anteile gegliedert:
- supraglottischer Abschnitt, Begrenzungen: kranial durch die Taschenfalten, kaudal von den Stimmbändern, ventral durch den Schildknorpel, dorsal und lateral von den aryepiglottischen Falten
- glottischer Abschnitt: Stimmbänder mit den Mm. vocales und den laryngealen Ventrikeln (Sinus Morgagni)
- subglottischer Abschnitt: reicht unterhalb der Stimmlippen bis zum unteren Rand des Ringknorpels

Die aryepiglottischen und thyroepiglottischen Muskeln verschließen während des Schluckens den Larynx durch die Epiglottis. Eine wichtige Begrenzung für die Tumorausbreitung nach supra- und subglottisch ist der Conus elasticus, eine Membran zwischen Ring- und Aryknorpel, die die freie Begrenzung der Plicae vocales bildet. Der N. laryngeus inferior, Endast des N. laryngeus recurrens, innerviert alle laryngealen Muskeln, ausgenommen den M. cricopharyngeus, der vom N. laryngeus superior versorgt wird. Einziger Öffner der Stimmritze ist der M. cricoarythaenoideus posterior.

Der primäre Lymphabfluss erfolgt entlang der V. jugularis interna zu den Nodi lymphatici cervicales profundi und zu den Nodi lymphatici paratracheales.

Im MRT stellen sich die Stimmbänder hypointens dar. Die Taschenfalten sind insbesondere T1w hyperintens zu erkennen.

6 Laryngozele

Kurzdefinition

▶ **Epidemiologie**
Beidseitige Laryngozelen in 20–30% der Fälle • Innere Laryngozele doppelt so häufig wie äußere Laryngozele • Infektion der Laryngozele (Laryngopyozele) in 8–10% der Fälle.

▶ **Ätiologie/Pathophysiologie/Pathogenese**
Selten angeboren, meist erworben • Ausweitung des Sinus Morgagni durch erhöhten intraglottischen Druck (Pressen, Husten, Glasbläser, Blasmusiker) • Seltene Ursachen: postinflammatorische Stenose, Tumor, Trauma, Tuberkulose • Inhalt: Luft, Flüssigkeit, Eiter.

- innere Laryngozele: Aussackung innerhalb des Kehlkopfs im paraglottischen Raum
- äußere (gemischte) Laryngozele: Hernierung durch Membrana hyothyroidea zwischen oberer Schildknorpelkante und Zungenbein (weiter kranial gelegene Aussackungen sind Pharyngozelen)

Zeichen der Bildgebung

▶ **Methode der Wahl**
CT, MRT

▶ **CT-Befund**
Scharf begrenzte Formation mit luft- oder flüssigkeitsisodensem (hypodensem) Inhalt und dünner Wand • Bei äußeren (gemischten) Laryngozelen Kollaps der inneren Komponente möglich • Bei sekundärer Infektion (Laryngopyozele) verdickte Wand mit KM-Anreicherung.

▶ **MRT-Befund**
Dünnwandige zystische Masse im paraglottischen Raum (innere) oder bis in die Halsweichteile • In T1w hypointens • In T2w je nach Füllung hypo- (Luft) oder hyperintens (Flüssigkeit) • Ursprung der Laryngozele am besten in koronaren Sequenzen erkennbar.

▶ **Pathognomonische Befunde**
- innere Laryngozele: Luft- oder flüssigkeitsgefüllte Formation im paraglottischen Raum mit Vorwölbung des Taschenbandes
- äußere Laryngozele: sanduhrförmig konfigurierte Formation im unteren Submandibularraum • Mit Luft oder Flüssigkeit gefüllt • Liegt der Membrana thyrohyoidea an • Die Enge der sanduhrförmigen Formation entspricht dem Perforationsort der Membran

Klinik

▶ **Typische Präsentation**
- innere Laryngozele: Heiserkeit • Luftnot • Stridor durch Vorwölbung des Taschenbandes • Bei geringer Ausprägung oft asymptomatisch
- äußere Laryngozele: Vorwölbung vorne außen am Hals unterhalb des Kieferwinkels • Je nach Größe des inneren Anteils Klinik wie bei innerer Laryngozele

Manifestationsalter nach dem 50. Lebensjahr • Öfter bei Kaukasiern.

Laryngozele

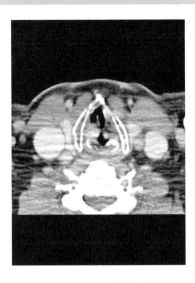

Abb. 77 Axiales CT-Bild einer rechtsseitigen, lufthaltigen inneren Laryngozele.

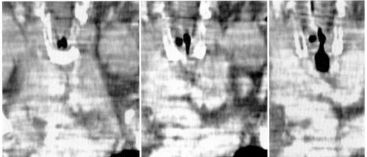

Abb. 78 Koronare Rekonstruktion der lufthaltigen, dünnwandigen inneren Laryngozele.

- **Therapeutische Optionen**
  - innere Laryngozele: endolaryngeale Lasertherapie
  - äußere Laryngozele: Exstirpation von außen
- **Verlauf und Prognose**
  Allmähliche Größenzunahme ● Gute Prognose nach Therapie ● Rezidive möglich.
- **Was will der Kliniker von mir wissen?**
  Diagnosestellung ● Innere oder äußere Laryngozele (wichtig für Therapieplanung) ● Ausdehnung des Befundes.

Laryngozele

Differenzialdiagnose

mediane Halszyste	– entsteht aus Resten des Ductus thyroglossalis
	– zystische Masse, die der Mittelpartie des Zungenbeins anliegt
	– kann mittig im präepiglottischen Raum liegen
hypopharyngeales Divertikel, Laimer-Divertikel	– flüssigkeits- oder luftgefülltes Pseudodivertikel der lateralen Hypopharynxwand
laterale Halszyste	– keine Verbindung zum Larynx
	– lässt sich auf der Gefäßscheide (ventromedial des M. sternocleidomastoideus) palpieren

Typische Fehler

Kollabierte Laryngozelen sind schwer von einem Tumor zu unterscheiden • Bei sekundärer Infektion schwer von einem Abszess zu unterscheiden.

Ausgewählte Literatur

Alvi A et al. Computed and magnetic resonance imaging characteristics of laryngocele and its variants. Am J Otolaryngol 1998; 19: 251–256

Canalis R et al. Laryngocele: an updated review. J Otolaryngol 1977; 6: 191–199

Glazer HS et al. Computed tomography of laryngoceles. AJR 1983; 140: 549–552

Koeller KK et al. Congenital cystic mass of the neck: Radiologic-Pathologic Correlation. Radiographics 1999; 19: 121–146

Thabet MH et al. Lateral saccular cysts of the larynx. Aetiology, diagnosis and management. J Laryngol Otol 2001; 115: 293–297

Zenker-Divertikel

Kurzdefinition

- **Epidemiologie**
  Meist bei älteren, weißen, männlichen Patienten; Prävalenz: ca. 0,1 – 2% aller radiologisch abgeklärten Patienten mit Dysphagie
- **Ätiologie/Pathophysiologie/Pathogenese**
  Pseudodivertikel • Syn.: Pulsationsdivertikel, Hypopharynxdivertikel • Sackartige Vorwölbung der Schleimhaut des Hypopharynx an der muskelschwachen Stelle der Hinterwand • Lokalisation: „Killian-Dreieck" zwischen Pars obliqua und Pars fundiformis des M. cricopharyngeus (Anteil des M. constrictor pharyngis inferior) • Ursache: Motilitätsstörung mit veränderter Compliance des krikopharyngealen Segments während der pharyngoösophagealen Schluckphase.
  Begleitende ösophageale Veränderungen: Hiatushernie (61%) • Gastroösophagealer Reflux (53%) • Abnorme Peristaltik (46%) • Barrett-Schleimhaut (15%).

Zeichen der Bildgebung

- **Methode der Wahl**
  Bariumbreischluck-Untersuchung
- **Bariumschluck-Untersuchung**
  Klassifikation nach Brombart:
  - Typ I und II: 2 – 10 mm breite, kurzzeitige Bariumretention oberhalb des M. cricopharyngeus dorsomedial des Hypopharynx mit spontaner Entleerung
  - Typ III: über 10 mm breite Bariumretention für Minuten bis Stunden • Sichelförmige Begrenzung ventrokaudal durch M. cricopharyngeus • Keine Beeinflussung des Ösophaguslumens
  - Typ IV: über 3 cm breite Bariumretention mit Impression und Verengung des zervikalen Ösophagus • Große Divertikel meist nach links laterodorsal ausladend
- **CT- und MRT-Befund**
  Meist Zufallsbefund • Luft- oder flüssigkeitsgefüllte (teils Spiegelbildungen) Raumforderung dorsokaudal des Ringknorpels.
- **Weitere Untersuchungsmodalitäten**
  Sonographie • Oropharyngoösophageale Szintigraphie (bei Entzündung Aktivität im Divertikel).
- **Pathognomonische Befunde**
  Nach oraler KM-Gabe verbleibendes KM-Depot dorsokaudal des Ringknorpels • Im CT und MRT teils direkter Kontakt zum Hypopharynx mit Luft oder Flüssigkeitsfüllung nachweisbar.

Zenker-Divertikel

Abb. 79 Zenkerdivertikel während eines Bariumbreischlucks mit Pelottierung des Ösophagus. Im linken Bild ist das Divertikel im p. a. Strahlengang links medial zu erkennen. Im rechten Bild ist das Divertikel als KM-gefülltes Depot dorsal des Ösophagus im seitlichen Strahlengang zu sehen.

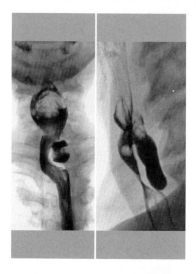

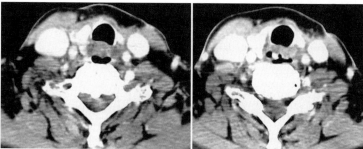

Abb. 80 Im CT erkennt man das Divertikel als lufthaltige Formation dorsal des kollabierten Ösophagus.

Zenker-Divertikel

Klinik

▶ **Typische Präsentation**
Dysphagie (keine Korrelation mit Divertikelgröße) ● Regurgitation ● Foetor ex ore ● Aspiration ● Rezidivierende respiratorischen Infektionen.

▶ **Therapeutische Optionen**
Offene chirurgische Therapie von außen mit Exzision und krikopharyngealer Myotomie ● Divertikulopexie und Myotomie ● Alternativ endoskopische Ösophagodivertikulektomie.

▶ **Verlauf und Prognose**
Größenzunahme über Jahre ● Nach Operation Rezidive möglich.
Komplikationen (selten): Ulkus ● Perforation (cave: Endoskopie, Magensonde) ● Vor allem bei großen Divertikeln Karzinom (Inzidenz: 0,3–6,7%, meist lange Divertikelanamnese, Gewichtsverlust).

▶ **Was will der Kliniker von mir wissen?**
Diagnosestellung ● Ausdehnung des Befundes ● Seitenlokalisation ● Kompression angrenzender Strukturen.

Differenzialdiagnose

Laimer-Divertikel	– laterales Divertikel unterhalb des M. cricopharyngeus (Laimer-Haeckerman-Dreieck)
zervikales Ösophaguskarzinom	– unregelmäßige Wandbegrenzung – infiltratives Wachstum
Laryngozele	– ventrolateral des Ösophagus im paraglottischen Raum

Typische Fehler

Kleine Befunde im CT schwer von zervikalem Ösophaguskarzinom zu unterscheiden.

Ausgewählte Literatur

Brombart M. Radiologie des Verdauungstraktes. Stuttgart: Thieme; 1973
Ekberg O. Neue chirurgisch-pathologische Aspekte des Zenker-Divertikels. Chirurg 1999; 70: 747–752
Kumoi K et al. Pharyngo-esophageal diverticulum arising from Laimer's triangle. Eur Arch Otorhinolaryngol 2001; 258: 184–187

6 Larynxödem

Kurzdefinition

▶ **Epidemiologie**
Häufig • Hereditäres Angioödem als Ursache eher selten (Frequenz ca. 2×10^{-4}).

▶ **Ätiologie/Pathophysiologie/Pathogenese**
Ödematöse Schwellung des Larynx und angrenzender Strukturen.
Ursachen: Trauma (Intubation) • Infektion durch Viren oder grammnegative Bakterien (Epiglottitis) • Allergische Reaktion (z. B. nach KM-Gabe) • Tumor (insbesondere infizierter) • Chronisches Larynxödem in bis zu 50% nach Radiatio bei Hypopharynx- und Glottiskarzinom durch hyaline Degeneration mit Obstruktion der laryngealen Venen und Lymphgefäße
Besondere Formen:
- Laryngitis chronica hyperplastica (Reinke-Ödem): vorwiegend bei Rauchern mit Stimmbelastung
- erworbenes Angioödem (durch ACE-Inhibitor) oder hereditäres Angioödem (durch C1-Esterase-Inhibitormangel, autosomal dominant, Quinke-Ödem): als Auslöser wirken lokale Traumen, hormonelle Umstellung, Stress, Nahrungsmittel- und Medikamenteneinnahme
- laryngopharyngeale Refluxkrankheit: bei gastroösophagealem Reflux

Zeichen der Bildgebung

▶ **Methode der Wahl**
CT

▶ **CT-Befund**
Meist hypodense Verdickung der betroffenen Larynxanteile • Bei Allergie, Angioödem, infektiöser Laryngitis und nach Radiatio meist symmetrisch! • Bei Tumor oft asymmetrisch • Bei Reinke-Ödem ein- oder beidseitige polypöse Verdickung der Stimmlippen • KM-Enhancement der Mukosa vor allem bei Entzündung und Tumor • Bei chronischem Larynxödem nach Radiatio oft Verdichtung des paralaryngealen, paraglottischen und subkutanen Fettgewebes sowie Verdickung von Platysma und Haut (schwer von Lokalrezidiv zu unterscheiden).

▶ **MRT-Befund**
Mukosaverdickung der betroffenen Larynxanteile • In T1w hypointens, in T2w hyperintens • KM-Enhancement bei entzündlicher und tumoröser Genese • Bei strahleninduziertem chronischen Larynxödem Signalabfall des paralaryngealen Raums in T1w.

▶ **Pathognomonische Befunde**
- Reinke-Ödem: ein- oder beidseitige Verdickung der Stimmlippen
- Quincke-Ödem: diffuses Ödem des Larynx, evtl. auch von Epiglottis, Subglottis oder Ösophagus
- laryngopharyngeale Refluxkrankheit: Ödem supraglottisch, glottisch, subglottisch, v. a. Schleimhautverdickung der hinteren Kommissur (Aryknorpelgegend)
- chronisches Larynxödem nach Radiatio: Verdickung von Epiglottis, aryepiglottischer Falte, Taschenfalte, hinterer Pharynxwand, vorderer und hinterer Glottiskommissur und subglottischer Schleimhaut, Ödem des Retropharyngealraums

Larynxödem

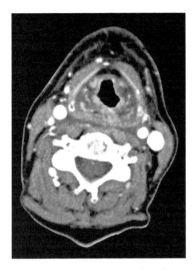
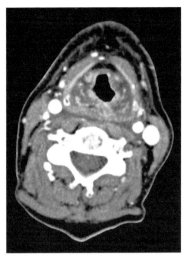

Abb. 81 CT eines Patienten nach Radiatio und „neck dissection" rechts bei Zungenkarzinom. Inhomogene Verdichtung und Schwellung des laryngealen Weichgewebes und des subkutanen Fetts als Zeichen des postradiogenen Ödems.

Abb. 82 CT eines Patienten mit Larynxödem: zirkuläre hypodense Schleimhautschwellung.

Klinik

- **Typische Präsentation**
  Beim hereditären Angioödem oft Ödeme der Extremitäten, des Darms (akutes Abdomen) und des Urogenitaltrakts (Miktionsstörungen) ● Altersgipfel: 10–30. und nach dem 50. Lebensjahr ● Bei Infektion, Allergie und Angioödem eher akute Symptome ● Bei Tumor und Bestrahlungsfolge chronische Symptomatik mit inspiratorischem Stridor, rauer Stimme, Heiserkeit, Husten, Dysphagie, Fremdkörpergefühl und/oder Dyspnoe. Bei Infektion Fieber.
- **Therapeutische Optionen**
  - Infektion: Antibiotikum ● Corticosteroide
  - Allergie: Corticosteroide ● Antihistaminika ● Volumengabe
  - erworbenes Angioödem: Absetzen des Agens (ACE-Inhibitor) ● Corticosteroide ● Antihistaminika
  - hereditäres Angioödem: C1-INH-Substitution ● Tranexamsäure ● Intervalltherapie mit Danazol ● Corticosteroide ● Antihistaminika ● Adrenalin ist unwirksam!
  - bei akuter Atemnot Intubation oder Tracheotomie
  - Reinke-Ödem: Dekortikation der Stimmlippen
  - laryngopharyngealer Reflux: Behandlung der Grunderkrankung (Protonenpumpenhemmer, Oberkörperhochlagerung, Fundoplicatio)

Larynxödem

▶ **Verlauf und Prognose**
Bei Angioödem und allergischer Genese schnelle klinische Besserung unter Therapie ● Bei hereditärem Angioödem 12% Todesfolge durch Ersticken bei Glottisödem ● Günstiger Verlauf bei infektiöser Genese und gastroösophagealem Reflux ● Chronisches Larynxödem nach Radiatio ist nahezu therapierefraktär ● Bei Asymmetrie Verdacht auf Lokalrezidiv.

▶ **Was will der Kliniker von mir wissen?**
Ausdehnung des Befundes ● Veränderung umgebender Strukturen ● Asymmetrischer Befund als Zeichen eines Tumors oder Lokalrezidiv (z. B. nach Radiatio).

Differenzialdiagnose

Glottiskarzinom, supraglottisches Karzinom	– schwierig von chronischem Larynxödem nach Radiatio zu unterscheiden – wichtigstes Kriterium: Asymmetrie der Mukosaverdickung und Infiltration/Destruktion angrenzender Strukturen
paralaryngealer Abszess	– Komplikation einer Laryngitis oder nach Trauma – zentral liquide – KM anreichernde Wand
Wegener-Granulomatose	– meist Befall der NNH – teils Mitbeteiligung von Hypopharynx und Larynx – entzündliches Ödem oft mit Knorpeldestruktion

Typische Fehler

Asymmetrie des Befundes oft einziges Unterscheidungskriterium zwischen Ödem und Tumor, aber nicht spezifisch ● An Möglichkeit eines beidseitigen Glottiskarzinoms denken.

Ausgewählte Literatur

Dietz A et al. Das chronische Larynxödem als Spätreaktion nach Radiochemotherapie. HNO 1998; 46: 731–738

Göring HD et al. Untersuchung zum hereditären Angioödem im deutschsprachigen Raum. Hautarzt 1998; 49: 114–122

Mukherji SK et al. Radiologic appearance of the irradiated larynx. Part I. Expected changes. Radiology 1994; 193(1): 141–148

Schildknorpelfraktur

Kurzdefinition

- **Epidemiologie**
  Wichtigste traumatische Verletzung von Larynx und Hypopharynx.
- **Ätiologie/Pathophysiologie/Pathogenese**
  Stumpfe Gewalteinwirkung (z.B. Verkehrsunfall, Schlägerei, Strangulation, Sturz) • Zusätzlich oft Hämatom, Blutungen und Ödem in den Kehlkopfweichteilen • Bei Schleimhautzerreißung auch Weichteilemphysem.

Zeichen der Bildgebung

- **Methode der Wahl**
  CT
- **CT-Befund**
  Frakturlinie (meist anterior) • Paralaryngeales Hämatom (frische Blutung hyperdens, evtl. mit Verdrängung der Trachea • Selten KM-Austritt bei persistierender Blutung • Bei Weichteilemphysem meist subkutane Luftansammlung.
  Evtl. Luxation des Aryknorpels: unphysiologische Position oder Rotation des Aryknorpels • Schwellung der aryepiglottischen Falte • Fixation des Stimmbandes bei E-Phonation oder Valsalva-Pressversuch.
- **MRT-Befund**
  Frakturnachweis im MRT möglich • Hämatom in T1w und T2w je nach Alter hyper-, iso- oder hypointens zur Muskulatur • Keine KM-Aufnahme.
- **Pathognomonische Befunde**
  Diskontinuität des Schildknorpels (Frakturlinie) im CT • Begleitendes Hämatom • Verbreiterung des laryngealen und paratrachealen Weichteilschattens im konventionellen Röntgen (HWS seitlich).

Klinik

- **Typische Präsentation**
  Subkutanes Hämatom auf Larynxhöhe • Akute Dyspnoe • Dysphagie • Stridor • Hämoptysen • Dysphonie • Odynophagie.
- **Therapeutische Optionen**
  - nicht dislozierte Fraktur: Antibiotikum • Corticosteroide • Calcium i.v. • Eiskrawatte
  - dislozierte Fraktur: offene Operation • Bei Einbruch des Kehlkopfgerüsts Tracheotomie und Stützen des Kehlkopfs durch Kunststoffrohr (innere Kehlkopfschienung)
- **Verlauf und Prognose.**
  Bei Frühversorgung meist guter Verlauf • Bei ungenügender Frühversorgung Gefahr der chronischen Larynx- oder Trachealstenose • Nach schwerer dislozierter Fraktur häufig postoperative Dysphonie.
- **Was will der Kliniker von mir wissen?**
  Genaue Lokalisation • Dislokation • Komplikationen.

Schildknorpelfraktur

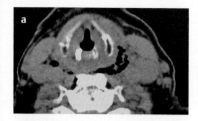

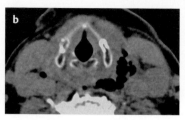

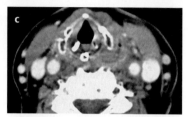

Abb. 83a–c CT-Darstellung einer rechtsseitigen Fraktur des dorsalen Anteils des Schildknorpels nach Trauma ohne Dislokation. Zusätzlich zeigt sich ein linksbetontes paralaryngeales Weichteilemphysem.

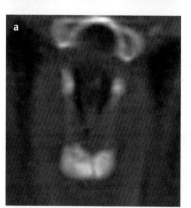

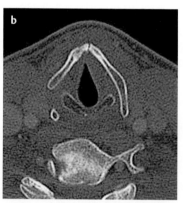

Abb. 84a, b CT-Abbildung koronar und axial einer älteren Fraktur der vorderen Kommissur des Schildknorpels.

Differenzialdiagnose

Tumorinfiltration (Stadium T4)
– CT: Kortikalisunterbrechung, mittlere KM-Aufnahme
– MRT: hyperintens in T2w, unscharfe Begrenzung

Ossifizierung
– CT: zentral negative Dichtwerte (Fettmark)
– MRT: hyperintens in T1w

Schildknorpelfraktur

Typische Fehler

Bei Schädel-Hirn- oder HWS-Trauma mit unklarem Unfallhergang zu kleines FOV • Auch ohne offensichtliche Prellmarken am Kehlkopf an mögliche Larynxverletzung denken.

Ausgewählte Literatur

Bent JP, Porubsky ES. The management of blunt fractures of the thyroid cartilage. Otolaryngol. Head Neck Surg 1994; 110: 195–202

Ganzel TM, Mumford LA. Diagnosis and management of acute laryngeal trauma. Am Surg 1989; 55(5): 303–306

Schaefer SD, Brown OE. Selective application of CT in the management of laryngeal trauma. Laryngoscope 1983; 93: 1473–1475

Schild JA, Denneny EC. Evaluation and treatment of acute laryngeal fractures. Head Neck 1989; 11(6): 491–496

Zervikaler prävertebraler Abszess

Kurzdefinition

- **Epidemiologie**
  Selten • Häufiger thorakal oder lumbal.

- **Ätiologie/Pathophysiologie/Pathogenese**
  Meist durch hämatogene Streuung • Seltene Komplikation einer zervikalen anterioren oder posterioren Wirbelsäuleninstrumentation (bei 0,5% der Operationen). • Nach Trauma durch Perforation des Hypopharynx oder des zervikalen Ösophagus (direkte Scherkräfte durch knöcherne Fragmente/Spondylophyten; Verletzung während chirurgischen Intervention) • Komplikation bei epiduralem Abszess oder HWS-Spondylodiszitis • Erreger: Staphylococcus aureus, seltener Streptococcus pyogenes, Mycobacterium tuberculosis • Prädisponierende Faktoren: eingeschränkte Immunabwehr, z.B. Diabetes mellitus, HIV, i.v. Drogenabusus.

Zeichen der Bildgebung

- **Methode der Wahl**
  CT

- **CT-Befund**
  Prävertebrale Raumforderung • Zentral hypodens • Teils mit Gaseinschlüssen • Verdichtung des angrenzenden Fettgewebes • Nach KM-Gabe anreichernder Randsaum • Knöcherne Arrosionen bei auslösender oder begleitender Spondylitis/diszitis.

- **MRT-Befund**
  In T2w zentral hyperintens, in T1w hypointens • Enhancement der umgebenden Membran nach Gd-Gabe • In T2w Signalanhebung des umgebenden Gewebes wegen entzündlicher Begleitreaktion • Evtl. Suszeptibilitätsartefakte durch Gaseinschlüsse.

- **Röntgen-Befund**
  HWS seitlich: Verbreiterung des prävertebralen Raums • Evtl. prävertebral Gaseinschluss • Arrosion der benachbarten Wirbelkörper bei begleitender Spondylitis/diszitis.

- **Pathognomonische Befunde**
  Prävertebrale, liquide, mehr oder minder scharf begrenzte Raumforderung mit anreichernder Membran • Evtl. mit Gaseinschlüssen und entzündlicher Umgebungsreaktion • Evtl. Zeichen der Spondylodiszitis.

Klinik

- **Typische Präsentation**
  Infektionszeichen (Fieber, Leukozytose, CRP-Anstieg) • Schmerzen insbesondere bei Kopfwendung, Inklination und Reklination der HWS • Dysphagie • Nackensteifigkeit • Bei ursächlichem oder begleitendem epiduralen Abszess evtl. Meningismus, radikuläre Symptomatik oder Tetraparese.

- **Therapeutische Optionen**
  Antibiose i.v • Abszessdrainage • Sanierung von Entzündungsherden (z.B. Osteosynthesematerial) • Bei epiduralem Abszess Laminektomie und Drainage • Bei Hypopharynx- oder Ösophagusperforation oder -fistel chirurgische Versorgung.

Zervikaler prävertebraler Abszess

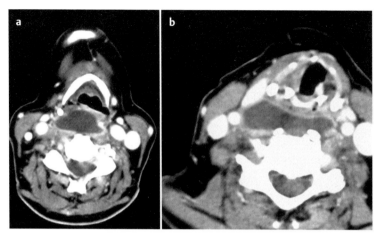

Abb. 85 a, b Großer prävertebraler Abszess auf Larynxhöhe mit Verdrängung des Larynx nach ventral und links. In (**a**) zusätzlich links mediolateraler epiduraler Abszess.

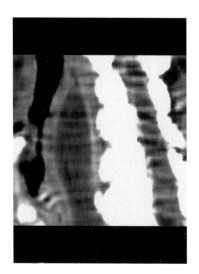

Abb. 86 In der sagittalen Rekonstruktion ist die kraniokaudale Ausdehnung des Abszesses erkennbar.

6 Zervikaler prävertebraler Abszess

▶ **Verlauf und Prognose**
Bei schneller Diagnostik und Therapie guter Verlauf mit Restitutio ad integrum. Mögliche Komplikationen: Narbige Verziehungen des Hypopharynx oder des zervikalen Ösophagus • Fistelbildung nach pharyngeal, ösophageal oder spinal • Epiduraler Abszess • Spondylodiszitis • Neurologische Defizite • Bei verzögerter Therapie letaler Ausgang möglich.

▶ **Was will der Kliniker von mir wissen?**
Diagnosestellung • Höhenlokalisation • Ausdehnung • Komplikationen.

Differenzialdiagnose

Zenker-Divertikel	– luft- oder flüssigkeitsgefüllte Raumforderung dorsokaudal des Ringknorpels – teils Luft-Flüssigkeit-Spiegel – selten Umgebungsreaktion
Zervikales Chordom	– selten – Arrosion/Destruktion des angrenzenden Wirbelkörpers, interne Septierung, amorphe Verkalkungen – mäßige KM-Aufnahme
Ösophaguskarzinom	– unregelmäßige, prävertebrale Raumforderung – teils zentrale Nekrose – evtl. nicht von Ösophagus zu unterscheiden – endoluminaler Tumoranteil

Typische Fehler

Epiduralraum, Wirbelkörper und Bandscheiben auf Höhe des Befundes wegen möglicher Komplikationen oder zum Nachweis der Ursache genau beurteilen • Bei Immunsuppression an mykobakterielle Genese denken.

Ausgewählte Literatur

Davis W et al. CT and MRI of the normal and diseased perivertebral space. Neuroradiology 1995; 37: 388–394

Kim YJ, Glazer PA. Delayed esophageal perforation and abscess formation after cervical vertebrectomy and fusion. Orthopedics 2002; 25: 1091–1093

Talmi YP et al. Postsurgical prevertebral abscess of the cervical spine. Laryngoscope 2000; 110 (7): 1137–1141

Supraglottisches Karzinom

Kurzdefiniton

▶ **Epidemiologie**
2,5% aller Krebserkrankungen bei Männern und 0,5% bei Frauen • 50% aller Karzinome der Kopf-Hals-Region. 30% aller Larynxkarzinome liegen supraglottisch. • In 40% der Fälle bei Diagnosestellung Metastasen in tiefen laterozervikalen Halslymphknoten.

▶ **Ätiologie/Pathophysiologie/Pathogenese**
Karzinom des Oberflächenepithels des Epilarynx (suprahyoidale Epiglottis bis Arythenoidgegend) oder der Supraglottis (infrahyoidale Epiglottis bis Taschenfalten). • Meist verhornende oder nicht verhornende Plattenepithelkarzinome • Ursache: exogene Noxen (z. B. Nikotin, Alkohol) • Mögliche Vorerkrankungen: chronische Laryngitis, Pachydermien, Leukoplakien, Papillome.
Klassifikation:
- T1: 1 Unterbezirk betroffen, normale Stimmlippenbeweglichkeit
- T2: Schleimhaut von mehr als 1 benachbarten Unterbezirk von Supraglottis/Glottis oder Schleimhaut eines Areals außerhalb der Supraglottis (z. B. Vallecullae, Sinus piriformis) betroffen ohne Fixation des Larynx
- T3: begrenzt auf Larynx mit Stimmlippenfixation und/oder Invasion von Postkrikoidbezirk, präepiglottischen Gewebe oder paraglottischen Raum, geringgradige Schildknorpelerosion
- T4a: Ausbreitung durch Schildknorpel in Trachea, Halsweichteile, äußere Zungenmuskulatur, gerade Halsmuskulatur, Schilddrüse/Ösophagus
- T4b: Ausdehnung in Prävertebralraum, mediastinale Strukturen, A. carotis interna

Zeichen der Bildgebung

▶ **Methode der Wahl**
CT mit KM-Gabe
▶ **CT-Befund**
Wegen möglicher Bewegungsartefakte (Husten, Schlucken) ist schnelles Spiral-CT Staging-Methode der Wahl • Asymmetrie der supraglottischen Lumenbegrenzung • Signifikante KM-Aufnahme • Infiltrativ-invasives Wachstum • Knorpel und Knochendestruktionen.
▶ **MRT-Befund**
Asymmetrische Raumforderung mit niedrigem bis intermediärem Signal in T1w und hohem Signal in T2w • Erhöhtes Signal in PDw • Signifikante (homogen oder inhomogene) KM-Aufnahme • Infiltrativ-invasives Wachstum • MRT eignet sich gut zur Beurteilung der Knorpelinfiltration.
▶ **PET/PET-CT**
Lymphknotenstaging und Rezidivdiagnostik mit hoher Sensitivität und Spezifität • Gute Ortsauflösung bei Befunden mit erhöhtem Zellstoffwechsel.

Supraglottisches Karzinom

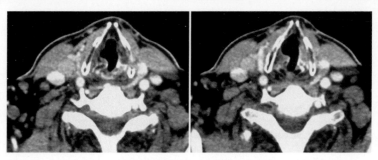

Abb. 87 Supraglottisches Karzinom rechts. CT nach KM-Gabe. Der Tumor überschreitet die Mittellinie nicht. Es zeigt sich nur eine dezente KM-Aufnahme, sodass der raumfordernde Effekt mit Vorwölbung des Larynxlumens den Bildaspekt bestimmt.

Abb. 88 Im fettsupprimierten T1w Bild nach Gd-Gabe erkennt man das rechtsseitige Karzinom hyperintens.

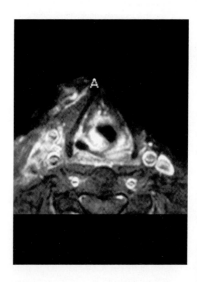

▶ **Pathognomonische Befunde**

KM anreichernde Masse • Infiltration der tiefen Schichten des Larynx einschließlich präepiglottischen Gewebes und des paraglottischen Raums • Bei großen Tumoren Schildknorpeldestruktion • Lymphknotenmetastasen.

Kriterien eines malignen Tumors: asymmetrisches und infiltratives Wachstum • Unscharfe Begrenzung • Inhomogene Binnenstruktur.

Supraglottisches Karzinom

Klinik

▶ **Typische Präsentation**
Vorwiegend bei älteren Männern ● Druckgefühl im Kehlkopf ● Fremdkörpergefühl ● Schluckstörungen ● Später raue Stimme ● Heiserkeit ● Aspiration ● Oft erst späte Diagnose durch Lymphknotenvergrößerungen, da Tumor selbst lange asymptomatisch sein kann.

▶ **Therapeutische Optionen**
Bei T1-und T2-Tumoren endolaryngeale Laserchirurgie möglich ● Bei Befall der Epiglottis und des Taschenbandes mit freier Stimmlippe horizontale supraglottische Teilresektion ● Bei größeren Tumoren Laryngektomie ● Bei Metastasen „neck dissection" und Nachbestrahlung.

▶ **Verlauf und Prognose**
5-Jahre-Überlebenszeit ca. 60–75 % ● Prognose besser bei glottisnaher Lage wegen früher Symptomatik.

▶ **Was will der Kliniker von mir wissen?**
Ausdehnung des Befundes ● Veränderung von Nachbarstrukturen ● Mittellinie überschreitendes Wachstum ● Metastasen.

Differenzialdiagnose

Chondrosarkom	– geht aus von Schild- oder Ringknorpel – amorph verkalkte Matrix
Arthritis des Arythenoidgelenks	– rheumatoide Arthritis in der Anamnese – ödematöse Gelenkregion mit verminderter Beweglichkeit des Aryknorpels
Rhabdomyosarkom, Fibrosarkom, adenoid-zystisches Sarkom	– nicht von Plattenepithelkarzinom zu unterscheiden – teils uncharakteristische Lage und Wachstumsrichtung entlang von Muskelstrukturen und Sehnenansätzen

Typische Fehler

Endoskopische Untersuchung hilfreich, um radiologisches Staging zu präzisieren ● Mittellinien überschreitendes Wachstum radiologisch teils nicht erkennbar.

Ausgewählte Literatur

Castelijins JA et al. Imaging of laryngeal cancer. Semin Ultrasound CT MR 1998; 19: 492–504

Steinkamp HJ et al. Wertigkeit von Magnetresonanztomographie und Computertomographie im Tumorstaging des Larynx-/Hypopharynxkarzinoms. Fortschr Röntgenstr 1993; 158: 437–444

Vogl TJ et al. MRI with Gd-DTPA in Tumors of Larynx and Hypopharynx. Eur Radiol 1991; 1: 58–64

6 Glottisches Karzinom

Kurzdefinition

▶ **Epidemiologie**
Häufigkeit: 0,5 % aller Karzinome ● 95 % histologisch Plattenepithelkarzinome ● 60 % aller Larynxkarzinome sind glottisch ● Bei Erstdiagnose unter 10 % Lymphknotenbefall (Stimmlippen avaskulär und alymphatisch).

▶ **Ätiologie/Pathophysiologie/Pathogenese**
Karzinom der Stimmlippen, der vorderen oder hinteren Kommissur ● Verhornendes bis mäßig differenziertes Plattenepithelkarzinom ● Ursache: exogene Noxen (Nikotin, Alkohol) ● Mögliche Vorerkrankungen: chronische Laryngitis, Pachydermien, Leukoplakien, Papillome.

Klassifikation:
- T1: auf Stimmlippe(n) begrenzt, normal bewegliche Stimmlippen
- T2: Ausbreitung auf Supra- oder Subglottis, eingeschränkte Stimmlippenbeweglichkeit
- T3: Stimmlippenfixierung, Ausbreitung auf präepiglottischen Raum, geringe Erosion des Schildknorpels
- T4a: Ausbreitung durch Schildknorpel in Trachea, Halsweichteile, äußere Zungenmuskulatur, gerade Halsmuskulatur, Schilddrüse/Ösophagus
- T4b: Ausbreitung in Prävertebralraum, mediastinale Strukturen, A. carotis interna

Zeichen der Bildgebung

▶ **Methode der Wahl**
CT mit KM-Gabe

▶ **CT-Befund**
Wegen möglicher Bewegungsartefakte (Husten, Schlucken) ist Spiral-CT Staging-Methode der Wahl ● KM anreichernde, weichteildichte Raumforderung der Stimmlippe(n) ● Infiltratives oder exophytisches Wachstum.

▶ **MRT-Befund**
Raumforderung mit niedrigem bis intermediärem Signal in T1w, hohes Signal in T2w ● Homogenes Enhancement nach Gd-Gabe ● MRT eignet sich gut zur Beurteilung einer Knorpelinfiltration.

▶ **Pathognomonische Befunde**
Mäßig anreichernde, invasiv oder exophytisch wachsende Masse, die von der Stimmlippe ausgeht ● Ausbreitungsmuster: anteromedial zur anterioren Kommissur, posterior zu den Ary- oder Ringknorpel, nach kaudal subglottisch, nach kranial supraglottisch in den paraglottischen Raum.

Klinik

▶ **Typische Präsentation**
Vorwiegend bei älteren Männern ● Heiserkeit ● Veränderte Stimme ● Später Luftnot ● Karzinomverdacht bei jeder Heiserkeit, die über 3–4 Wochen andauert ● Endoskopischer Befund: Stimmlippe einseitig gerötet, verdickt, höckerig, ulzeriert, mit Fibrin bedeckt.

Glottisches Karzinom

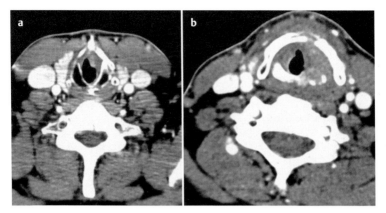

Abb. 89 a, b In (**a**) ist ein linksseitiges, KM aufnehmendes Larynxkarzinom ohne Knorpelinfiltration zu sehen. (**b**) zeigt ein ausgedehntes Larynxkarzinom mit Destruktion des linken Aryknorpels und der dorsokranialen Partie des Ringknorpels.

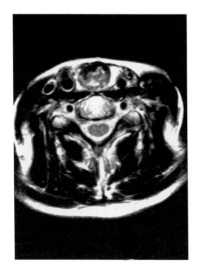

Abb. 90 In T2w zeigt sich der subglottische Karzinomanteil inhomogen iso- bis hyperintens mit Mittellinien überschreitendem Wachstum.

Glottisches Karzinom

▶ **Therapeutische Optionen**
Bei T1-Tumoren endolaryngeale Laseroperation oder perkutane Radiatio (60 Gy) • Bei größeren Tumoren Kombination aus Radiatio und partieller oder totaler Laryngektomie • Bei Infiltration der vorderen Kommissur vertikale frontolaterale Teilresektion nach Leroux-Robert.

▶ **Verlauf und Prognose**
Relativ günstige Prognose wegen später Metastasierung und früher Klinik • Bei T1-Tumoren 5-Jahre-Überlebenszeit ca. 95% nach Operation oder Radiatio • Bei T4-Tumoren 5-Jahre-Überlebenszeit ca. 25%.

Differenzialdiagnose

rheumatoide Arthritis des Arytenoidgelenks	– rheumatoide Arthritis in der Anamnese – ödematöse Gelenkregion mit verminderter Beweglichkeit des Aryknorpels
Chondrosarkom	– geht aus von Ring- oder Schildknorpel – amorph verkalkte Matrix
Wegener Granulomatose des Larynx	– glottische und supraglottische Verdickung – parallele Manifestation renal, nasal oder pulmonal
Papillom	– gleiche Klinik (Heiserkeit) wie glottisches Karzinom – glatte Begrenzung mit blumenkohlartiger Morphologie anterior an der Plica vestibularis oder vocalis

Typische Fehler

Endoskopische Untersuchung sehr hilfreich, um radiologisches Staging zu präzisieren • Nach Radiatio teils schwierige Unterscheidung zwischen Rezidiv/Resttumor und postaktinischen Veränderungen (Ödem).

Ausgewählte Literatur

Castelijins JA et al. Imaging of laryngeal cancer. Semin Ultrasound CT MR 1998; 19: 492–504

Steinkamp HJ et al. Wertigkeit von Magnetresonanztomographie und Computertomographie im Tumorstaging des Larynx-/Hypopharynxkarzinoms. Fortschr Röntgenstr 1993; 158: 437–444

Vogl TJ et al. MRI with Gd-DTPA in Tumors of Larynx and Hypopharynx. Eur Radiol 1991; 1: 58–64

Nicht-dentogene Zyste

Kurzdefinition

Nicht vom Zahn oder seinen Derivaten ausgehende Höhlenbildung (Fissurale, Pseudo- oder Weichteilzyste) des Ober- oder Unterkiefers ● Uni- oder multilokulär ● Flüssigkeitshaltig oder semisolide ● Teils epithelial ausgekleidet.

▶ **Epidemiologie**
Kann in jedem Alter auftreten ● Männer häufiger betroffen als Frauen ● Oberkiefer häufiger betroffen als Unterkiefer ● Oft Zufallsbefund.

▶ **Ätiologie/Pathophysiologie/Pathogenese**
Epithelreste aus Canalis nasopalatinus (Inzisivus-Zyste) oder der Nahtstelle zwischen embryonalem Proc. globularis und maxillaris (globulomaxilläre Zyste) ● Bei aneurysmatischer und solitärer Knochenzyste Ätiologie unklar.

Klinische Einteilung:
- mit Epithel ausgekleidet: nasopalatinale = mediane fissurale (Inzisivus-) Zyste, laterale fissurale (globulomaxilläre) Zyste, Naseneingangszyste
- nicht mit Epithel ausgekleidet (Pseudozyste): Stafne-Zyste, aneurysmatische und solitäre (traumatische, hämorrhagische) Knochenzyste
- Weichteilzysten: Retentions-, Gingiva- und Dermoidzyste

Zeichen der Bildgebung

▶ **Methode der Wahl**
MRT, CT

▶ **CT-Befund**
Glatt begrenzte zystische Läsion in Maxilla oder Mandibula ● Teils flüssigkeitsgefüllt ● Keine Anreicherung nach KM-Gabe ● Aneurysmatische Knochenzyste teils multilokulär, bei blutgefülltem Lumen mit Spiegelbildung.

▶ **MRT-Befund**
Glatt begrenzte Formation ● Je nach Proteingehalt inhomogene SI in T1w und T2w ● Kein Enhancement nach Gd-Gabe ● Aneurysmatische Knochenzyste: Flüssigkeit-Flüssigkeit-Spiegel bei Einblutung ● Cave: Beziehung zu neurovaskulärem Bündel, Zahnhalteapparat und Pulpa exakt klären.

▶ **Pathognomonische Befunde**
Position und Erscheinungsbild einer benignen Knochenzyste ● Flüssigkeit-Flüssigkeit-Spiegel bei aneurysmatischer Knochenzyste ● Histologische Diagnosestellung auch bei typischer Darstellung anstreben.

Klinik

▶ **Typische Präsentation**
Meist Zufallsbefund ● En-/exorale Schwellung ● Entzündung oder Schmerzen ● Zahnlockerung ● Zahnfehlstellung ● Zahnverlust ● Pathologische Fraktur.
Aneurysmatische Knochenzyste: wächst schnell ● Knochenauftreibung (proliferatives statt verdrängendem Wachstum).

Nicht-dentogene Zyste

Abb. 91 Nicht-dentogene solitäre Knochenzyste links in der Molarenregion der Maxilla. Natives CT, Knochenfenster. Glatt begrenzte Raumforderung, die die Kortikalis verdrängt und ausdünnt. Sklerosierte Wand und weichteilisodenser Inhalt. Kein Zahnkontakt.

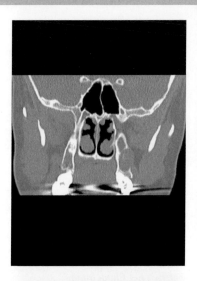

Abb. 92 Globulomaxilläre (laterale fissurale) Kieferzyste. Native T2w MRT. Nebenbefund bei Patient mit Plattenepithelkarzinom des linken Sinus maxillaris. Typische Lage zwischen den seitlichen Schneidezähnen im Oberkiefer. Die Zähne sind verdrängt, kein Zahnmaterial innerhalb der Zyste.

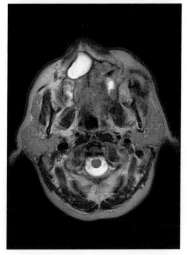

Nicht-dentogene Zyste

▶ **Therapeutische Optionen**
Zystektomie oder Zystostomie • Evtl. Extraktion/Wurzelspitzenresektion beteiligter Zähne.

▶ **Verlauf und Prognose**
Kurative Operation • Kontrolle von Zufallsbefunden ist meist nicht notwendig.

Differenzialdiagnose

dentogene Zyste: radikuläre, follikuläre oder Keratozyste	– häufig einem Zahn oder einer leeren Alveole zuzuordnen – meist entzündlicher Genese mit entsprechender Klinik – bei radikulärer Zyste aufgeweiteter Peridontalspalt
benigne Neoplasie: Ameloblastom, dentogene Tumoren, Fibrom, Myxom	– oft extrazystisches Gewebe nachweisbar – stärker expansives und verdrängendes Wachstum – meist stärker KM aufnehmend
maligne Neoplasie: Sarkom, Myelom, sekundäre Karzinominfiltration	– oft extrazystische Gewebeinfiltration – Entwicklung z. B. in der Wand follikulärer Zysten – stärker ausgeprägte vestibulolinguale Ausdehnung

Typische Fehler

Nasopalatinale Zysten sind meist sehr klein und werden daher oft übersehen.

Ausgewählte Literatur

Kress G, Gottschalk A, Schmitter M, Sartor K. Benigne Erkrankungen des Unterkiefers im MRT. Fortschr Röntgenstr 2004; 176(4): 491–499

Weber A, Kaneda T, Scrivani S, Aziz S. Jaw: cysts, tumors, and nontumorous lesions. In: Som P, Curtin H, eds. Head and neck imaging. St. Louis: Mosby; 2003: 319–349

Yoshiura K, Weber AL, Runnels S, Scrivani SJ. Cystic lesions of the mandible and maxilla. Neuroimaging Clin N Am 2003; 13(3): 485–494

7 Mediane Halszyste

Kurzdefinition

▶ **Epidemiologie**
Häufigste angeborene Fehlbildung des Halses • 65% infrahyoidal, 15% suprasternal • Häufig bei Kindern unter 10 Jahren • 10–65% der Patienten sind unter 35 Jahre alt • Keine Geschlechterpräferenz • Sinus oder Fistelbildung meist durch Ruptur oder Inzision einer infizierten Zyste.

▶ **Ätiologie/Pathophysiologie/Pathogenese**
Median oder paramedian gelegene Halszyste, die aus dem Ductus thyreoglossus hervorgeht • Fehlende Involution des Ductus thyreoglossus (6. Lebenswoche) • Persistenz des Sekret produzierenden Epithels • Dadurch Entwicklung zur Zyste • Mitunter Infektion • Ektopes Schilddrüsengewebe möglich (10–45%).

Zeichen der Bildgebung

▶ **Methode der Wahl**
MRT, CT

▶ **CT-Befund**
Hypodense rundliche Formation ohne KM-Anreicherung • Lokalisation: Foramen caecum der Zunge über Mundboden, durch das Os hyoideum hindurch oder daran vorbei, ventral des Krikoids und der infrahyoidalen Muskulatur bis zur Schilddrüse • Bei ektoper Schilddrüse kräftig anreicherndes Gewebe.

▶ **MRT-Befund**
Meist rundliche, benigne, zystische Raumforderung • Dünne, KM aufnehmende Wand • T1w hypointens, T2w hyperintens.

▶ **Pathognomonische Befunde**
Mediane Zyste • Reaktionslos in die infrahyoidale Muskulatur eingebettet • Je weiter kaudal, desto mehr paramedian.

Klinik

▶ **Typische Präsentation**
Rezidivierende, meist asymptomatische Raumforderung ventral am Hals • Mittelständig bis leicht paramedian • Weiche Konsistenz • Mitbewegung beim Schluckakt • Bei Superinfektion Schmerzen und Schluckstörung.

▶ **Therapeutische Optionen**
Zystektomie oder Zystostomie • Entfernung der Zyste • Zur Rezidivminimierung auch Entfernung des Mittelteils des Os hyoideum und des Verlaufs bis zum Foramen caecum.

▶ **Verlauf und Prognose**
Sehr gute Heilungsraten (5% Rezidivrate) • Selten Sekundärinfektion.

Mediane Halszyste

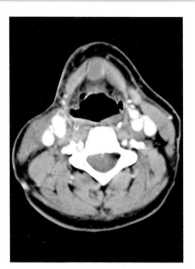

Abb. 93 Mediane Halszyste. CT nach KM-Gabe. Die Zyste liegt direkt kaudal des Os hyoideum zwischen den Mm. thyrohyoidei. Der Zysteninhalt ist zum Muskelgewebe nur leicht hypodens und von einer dünnen, KM aufnehmenden Wand umgeben. Die Zyste erreicht nicht das Hautniveau und wurde als Zufallsbefund diagnostiziert.

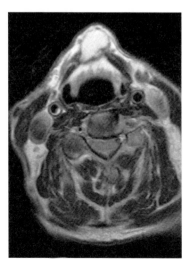

Abb. 94 Mediane Halszyste. Native T2w MRT. Glatt begrenzte Zyste unmittelbar kaudal des Os hyoideum mit T2w signalhyperintensem Inhalt und hypointenser Wand. Die Zyste wölbt sich in das Hautniveau vor und ist klinisch sichtbar.

Mediane Halszyste

Differenzialdiagnose

Lymphknotenvergrößerung (entzündlich, maligne)	– zentrale KM-Aufnahme (nicht wenn zentral nekrotisch) – infizierte mediane Halszyste, Unterscheidung schwierig: Lokalisation!
Schilddrüsenadenom des Isthmus/Lobus pyramidalis	– meist solide, KM aufnehmende Raumforderung – T1w hyperintens zur medianen Halszyste
Dermoid	– liegt z.B. in der Zunge – kann Haarfollikel oder Haare enthalten – T1w hyperintens, im CT isodens zu Fett (Fettgehalt)
Abszess	– entzündliche Reaktion des umliegenden Gewebes – KM aufnehmender Randwall
Hämatom	– keine KM anreichernde Wand – typische Dichte im CT bzw. inhomogenes Signal im MRT
äußere Laryngozele	– Beziehung zum Larynx meist nachvollziehbar – liegt eher lateral, luft- oder flüssigkeitshaltig

Typische Fehler

Differenzialdiagnostische Verwechslung mit Abszess/Hämatom.

Ausgewählte Literatur

Brousseau VJ, Solares CA, Xu M, Krakovitz P, Koltai PJ. Thyroglossal duct cysts: presentation and management in children versus adults. Int J Pediatr Otorhinolaryngol 2003; 67(12): 1285–1290

Mahboubi S, Gheyi V. MR imaging of airway obstruction in infants and children. Int J Pediatr Otorhinolaryngol 2001; 57(3): 219–227

Tas A, Karasalihoglu AR, Yagiz R, Doganay L, Guven S. Thyroglossal duct cyst in hyoid bone: unusual location. J Laryngol Otol 2003; 117(8): 656–657

Einseitige Muskelatrophie

Kurzdefinition

- **Epidemiologie**
  Keine Geschlechterpräferenz • Inzidenz entsprechend der zugrunde liegenden Erkrankungen oder Verletzungen.
- **Ätiologie/Pathophysiologie/Pathogenese**
  Durch Denervierung bedingte, einseitige Atrophie einzelner Muskeln oder Muskelgruppen • Nach Trauma • Iatrogen nach Operation oder Bestrahlung • Tumor.
  - N. mandibularis (V3): Mm. pterygoideus medialis und lateralis, M. masseter
  - N. mylohyoideus (aus V3): M. mylohyoideus, Venter anterior. m. digastricus
  - N. facialis (VII): Gesichtsmuskulatur
  - N. hypoglossus (XII): Zungenmuskulatur, M. geniohyoideus

Zeichen der Bildgebung

- **Methode der Wahl**
  MRT, CT
- **CT-Befund**
  Volumenminderung des Muskelbauchs • Evtl. fettäquivalente Dichtewerte.
- **MRT-Befund**
  MRT zeigt atrophisches Muskelgewebe wesentlich früher als CT • Betroffene Muskeln bereits akut/subakut (24–48 Stunden) mit ödemähnlichem T2w SI-Anstieg mit leichter Schwellung • Im chronischen Stadium Volumenabnahme und fettgewebige Degeneration (hohe SI in T1w und T2w) • Nach Entdeckung evtl. Hirnnervendiagnostik • Vergleich mit Gegenseite sinnvoll.
- **Ausgewählte Normwerte**
  Transversaler Durchmesser des M. masseter:
  - bei Männern relaxiert 11–13 mm und kontrahiert 14–17 mm
  - bei Frauen relaxiert 9–11 mm und kontrahiert 12–14 mm
- **Pathognomonische Befunde**
  Strähnige T1w Signalanhebung und Volumenminderung charakteristischer Muskeln oder Muskelgruppen durch chronische fettgewebige Degeneration nach Denervierung.

Klinik

- **Typische Präsentation**
  Symptome je nach zugrunde liegender Erkrankung oder Verletzung • Schnell ermüdende Kaumuskulatur • Dysphagie • Asymmetrie des Gesichts • Deviation der Zunge zur atrophischen Seite beim Herausstrecken.
- **Therapeutische Optionen**
  Soweit möglich kausale Therapie: Dekompression • Chirurgische Tumorentfernung • Radiatio • Chemotherapie • Sonst symptomatisch mit Logopädie, Kau- und Schlucktraining.

7 Einseitige Muskelatrophie

Abb. 95 Atrophie des Venter anterior M. digastricus und des M. mylohyoideus links. Native T1w MRT. Das Platysma ist als dünne, hypointense Linie kaudal der durch Fettgewebe ersetzten Muskeln zu erkennen. Ursache: Iatrogene Verletzung des N. mylohyoideus, der vor Eintritt in den Canalis mandibularis aus dem N. mandibularis entspringt (Zahnarztbesuch in der Anamnese?).

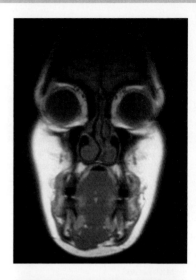

Abb. 96 Fettsupprimierte T1w MRT nach Gd-Gabe (derselbe Patient wie in Abb. **95**). Kein Nachweis einer auf eine frische Denervierung hinweisenden muskulären KM-Anreicherung bzw. Hyperintensität der atrophierten Muskeln. Hypointense Darstellung als Ausdruck des vollständigen lipomatösen Umbaus.

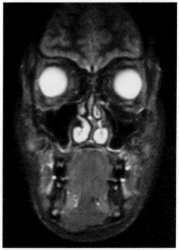

Einseitige Muskelatrophie

▶ **Verlauf und Prognose**
Akute Muskelveränderungen bei Denervierung durch Kompression des Nervs sind potenziell reversibel ● Die fettgewebige Degeneration der Muskulatur ist dagegen irreversibel.

Differenzialdiagnose

Neoplasie	– teils ähnlich akute/subakute Denervierungsphase – eher diffus oder ungleichmäßig KM aufnehmend
Phlegmone	– extramuskuläre Signalerhöhung und KM-Aufnahme – den Muskel umgebendes „dirty fat"
Fasziitis	– starke KM-Aufnahme in der Muskelperipherie
Myositis	– Signal ähnlich der akuten/subakuten Denervierung – stark KM aufnehmend – stärkere Umgebungsreaktion

Typische Fehler

Fehlinterpretation einer Raumforderung des gesunden und deshalb größeren Muskels.

Ausgewählte Literatur

Chang PC, Fischbein NJ, McCalmont TH, Kashani-Sabet M, Zettersten EM, Liu AY, Weissman JL. Perineural spread of malignant melanoma of the head and neck: clinical and imaging features. AJNR Am J Neuroradiol 2004; 25(1): 5–11

King AD, Ahuja A, Leung SF, Chan YL, Lam WW, Metreweli C. MR features of the denervated tongue in radiation induced neuropathy. Br J Radiol 1999; 72(856): 349–353

Russo CP, Smoker WR, Weissman JL. MR appearance of trigeminal and hypoglossal motor denervation. AJNR Am J Neuroradiol 1997; 18(7): 1375–1383

Dentogene Zyste

Kurzdefinition

▶ **Epidemiologie**
Kann in jedem Alter auftreten ● Männer sind häufiger als Frauen betroffen ● Oft Zufallsbefund ● Oberkiefer häufiger betroffen als Unterkiefer ● Altersgipfel: 30–50 Lebensjahr.
  - follikuläre Zyste: 75% im Unterkiefer ● Altersgipfel: 30–40 Lebensjahr
  - Keratozyste, 3–11% der dentogenen Zysten ● 66% im Unterkiefer ● Altersgipfel: 20–30 Lebensjahr

▶ **Ätiologie/Pathophysiologie/Pathogenese**
Uni- oder multilokuläre Höhlenbildung des Ober- oder Unterkiefers ● Geht aus von Zahngewebederivaten ● Mit Flüssigkeit gefüllt oder semisolide ● Teils mit Epithel ausgekleidet.
WHO-Einteilung:
  - Typ A (entzündlich): radikuläre oder residuale Zyste
  - Typ B (dysontogenetisch; odontogen): Keratozyste, Gingivazyste, follikuläre Zyste
  - unter Typ C bis E nach WHO sind nicht-dentogene Zysten zusammengefasst

Zeichen der Bildgebung

▶ **Methode der Wahl**
MRT, CT

▶ **CT-Befund**
  - radikuläre Zyste: apikal ● Rundoval ● Glatt ● sklerosierter Rand
  - follikuläre Zyste: koronal an retiniertem Zahn ● Unilokulär osteolytisch
  - Keratozyste: am Ramus mandibulae ● Evtl. retinierter Zahn ● Uni- oder multilokulär ● Sklerosierter Rand ● Hyperdens

▶ **MRT-Befund**
  - radikuläre Zyste: T2w hyperintens/hypodens ● KM aufnehmend ● Zahnwurzelresorption möglich
  - follikuläre Zyste: T2w hyperintens ● Selten zahnresorbierend
  - Keratozyste: T2w hyperintens bis heterogen ● Aggressiv ● Nicht zahnresorbierend

▶ **Pathognomonische Befunde**
Keine ● Auch bei typischer Darstellung ist eine histologische Diagnosestellung notwendig.

Klinik

▶ **Typische Präsentation**
Meist Zufallsbefund ● En-/exorale Schwellung ● Entzündung oder Schmerzen ● Zahnlockerung, -fehlstellung oder -verlust.
  - radikuläre Zyste: entzündlich ● Verbleibt oder entwickelt sich nach Zahnextraktion oder Pulpitis ● Teils durch Wachstum oder Zahnresorption symptomatisch
  - follikuläre Zyste: Oberkiefer-/Unterkieferdeformität ● Frakturgefahr
  - Keratozyste: Oberkiefer-/Unterkieferdeformität ● Aggressives Wachstum, Frakturgefahr ● Selten Resorption angrenzender Zähne

Dentogene Zyste

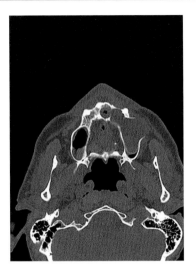

Abb. 97 Dentogene radikuläre Zyste. Natives CT, Knochenfenster. Rand sklerosiert, mit Epithel ausgekleidet, dünne, glatte Wand. Durch langsames Wachstum werden angrenzende ossäre Strukturen verdrängt und resorbiert. Durch ein Wachstum von „innen" nach „außen" stellt sich die laterale Kieferhöhlenwand „nach außen aufgebogen" dar.

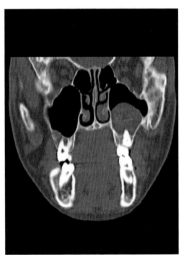

Abb. 98 Dentogene radikuläre Zyste. Natives CT, Knochenfenster. Die glatt berandete Zyste mit sehr dünner Wand dehnt sich innerhalb des linken Sinus maxillaris aus. Der Zysteninhalt ist weichteilisodens. Typischerweise befindet sich die Wurzelspitze des assoziierten Zahns innerhalb des Zystenbalgs.

Dentogene Zyste

▶ **Therapeutische Optionen**
Zystektomie oder Zystostomie ● Evtl. Extraktion bzw. Wurzelspitzenresektion beteiligter Zähne.

▶ **Verlauf und Prognose**
Operation ist kurativ ● Kontrolle von Zufallsbefunden nicht notwendig ● Keratozyste: 20–60% Rezidive nach chirurgischer Entfernung.

Differenzialdiagnose

Neoplasie: Ameloblastom, Adenoid-, Mukoepidermoid-, Karzinom	– meist extrazystisch gelegenes Gewebe – Entwicklung auch in der Wand follikulärer Zysten – ausgeprägte vestibulolinguale Ausdehnung, resorptiv
nicht-dentogene Zyste, epithelial: nasolabiale Zyste, Inzisivuskanalzyste	– Inzisivuskanalzyste: zwischen Inzisiven und Nasenboden, glatter Rand – nasolabiale Zyste: extraossär, maxillär, nasenbodennah – postoperative maxilläre Zyste: Anamnese, homogen resorbierend
nicht-dentogene Zyste, nicht epithelial: aneurysmatische oder einfache Knochenzyste	– einfache/solitäre Knochenzyste: flüssigkeitsisodens, glatte Wand – aneurysmatische Knochenzyste: multizystisch-heterogen, Flüssigkeit-Flüssigkeit-Spiegel – Stafne-Kavität lingual im Kieferwinkel, dickwandig – selten periapikale Riesenzelltumoren

Typische Fehler

In bis zu 40% benigne Tumoren als einfache Zyste fehlgedeutet.

Ausgewählte Literatur

Kress G, Gottschalk A, Schmitter M, Sartor K. Benigne Erkrankungen des Unterkiefers im MRT. Fortschr Röntgenstr 2004; 176(4): 491–499

Regezi JA. Odontogenic cysts, odontogenic tumors, fibroosseous, and giant cell lesions of the jaws. Mod Pathol 2002; 15(3): 331–341

Yoshiura K, Weber AL, Runnels S, Scrivani SJ. Cystic lesions of the mandible and maxilla. Neuroimaging Clin N Am 2003; 13(3): 485–494

Mundhöhlenabszess

Kurzdefinition

- **Epidemiologie**
  Am häufigsten dentogenen oder tonsillären Ursprungs • Bei sekundären Abszessen nur in 50% Ursprungslokalisierung möglich.
- **Ätiologie/Pathophysiologie/Pathogenese**
  Umschriebene Entzündung der Mundhöhle oder der Mastikatorloge mit Einschmelzung.
  - dentogen: primär Ausbreitung nach bukkal (M. masseter), sublingual und submandibulär • Seltener palatinal, oral oder fazial • Sekundär nach para-, retropharyngeal („danger space") und mediastinal • Oft β-hämolysierende Streptokokken
  - tonsilläre Ursache: primär in den Mastikatorraum, M. pterygoideus medialis und weichen Gaumen • Sekundär wie dentogen

Zeichen der Bildgebung

- **Methode der Wahl**
  CT, MRT
- **CT-Befund**
  Asymmetrische, weichteildichte, unscharf begrenzte Raumforderung mit Infiltration von Nachbarstrukturen • Oft uni- oder multilokuläre Einschmelzungen • Deutliche, teils ringförmige Anreicherung nach KM-Gabe • Häufig begleitende zervikale Lymphadenitis.
- **MRT-Befund**
  Hohe SI in T2w • Niedrige SI in T1w • Kräftiges Enhancement nach Gd-Gabe, besonders bei Fettsuppression, unscharf begrenzt und randbetont • Bei Unterkieferosteomyelitis Knochenmarködem und intramedulläre Anreicherung.
- **Pathognomonische Befunde**
  Streifige Imbibierung des subkutanen Fettgewebes • Einschmelzung • Typischer klinischer Verlauf • Begleitender Wurzelspitzenabszess v.a. von Molaren • Ossäre Destruktion der Mandibula bei Begleitosteomyelitis.

Klinik

- **Typische Präsentation**
  Oft Zahnschmerzen oder -behandlung in der Anamnese • Entzündungszeichen (Fieber, CRP-, BSG-Erhöhung) • Meist Trismus und eingeschränkte Mundöffnung • Palpierbare faziale Induration • Oft vergebliche orale Antibiose vorangegangen.
- **Therapeutische Optionen**
  Chirurgische Inzisionsdrainage oder Nadelaspiration • Bei Begleitosteomyelitis i.v. Antibiose (z.B. mit Penicillin).
- **Verlauf und Prognose**
  Gute Prognose bei chirurgischer Inzision/Drainage und i.v. Antibiose • Selten Revision zur wiederholten Drainage notwendig • Ausbleibende Behandlung kann zur Ausbildung sekundärer Abszesse, Phlegmone oder nekrotisierender Fasziitis/Mediastinitis führen.

7 Mundhöhlenabszess

Abb. 99 Abszess rechts im Mundboden lokalisiert, mit submandibulärer Ausbreitung. CT nach KM-Gabe. Der Abszess liegt dem Corpus mandibulae rechts unmittelbar an. Zentral hypodense Raumforderung mit ringförmig KM anreichernder Wand. Die Glandula submandibularis wird bei intakter Wand der Abszesshöhle nach dorsal verdrängt (in diesem Fall keine Infiltration).

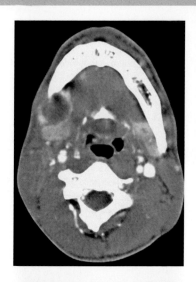

Abb. 100 Abszess rechts paramedian im Mundboden. CT nach KM-Gabe. Typische Darstellung einer zentral hypodensen Raumforderung mit ringförmig KM anreichernder Wand. Links kleinerer Abszess, der direkt der Gefäß-Nerven-Scheide anliegt. Entsprechend sind die zervikalen Weichteile links submandibulär geschwollen.

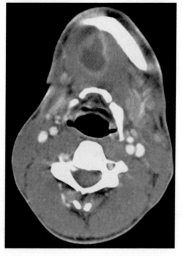

Mundhöhlenabszess

Differenzialdiagnose

Phlegmone	– diffus KM aufnehmende Gewebeinfiltration
	– keine ringförmig KM aufnehmende Abszesswand
Tumor (v. a. Fibro-, Rhabdomyosarkom)	– schärfer begrenzt, keine oder wenig Umgebungsreaktion
	– hyperdens, intens, stark raumfordernd, destruktiv
einseitige Muskelhypertrophie	– Muskelvergrößerung ohne typische KM-Aufnahme

Typische Fehler

Ohne KM- oder Gd-Gabe kann im Frühstadium ein Tumor ähnlich erscheinen.

Ausgewählte Literatur

Bratton TA, Jackson DC, Nkungula-Howlett T, Williams CW, Bennett CR. Management of complex multi-space odontogenic infections. J Tenn Dent Assoc 2002 Fall; 82(3): 39–47

Jones KC, Silver J, Millar WS, Mandel L. Chronic submasseteric abscess: anatomic, radiologic, and pathologic features. AJNR Am J Neuroradiol 2003; 24(6): 1159–1163

Obayashi N, Ariji Y, Goto M, Izumi M, Naitoh M, Kurita K, Shimozato K, Ariji E. Spread of odontogenic infection originating in the maxillary teeth: computerized tomographic assessment. Oral Surg Oral Med Oral Pathol Oral Radiol Endod 2004; 98(2): 223–231

7 Osteomyelitis des Unterkiefers

Kurzdefinition

▶ **Epidemiologie**
Betroffen sind insbesondere Kinder, Jugendliche und junge Erwachsene ● 2. Altersgipfel > 50 Jahre ● Akute Phase 1–2 Wochen, subakut 3–4 Wochen ● Nach max. 1 Monat sekundär chronisch (mindestens für 1 Monat) oder direkt primär chronisch ● Selten Oberkieferbefall (1–6 % der Fälle).

▶ **Ätiologie/Pathophysiologie/Pathogenese**
Entzündung des Knochenmarks, teilweise auch des Kortex und des Periosts der Mandibula ● Meist durch akute periapikale Infektion oder Pulpainfektion eines Zahns verursacht (dentogen) ● Seltener durch Unterkieferfraktur, Osteoradionekrose oder im Rahmen eines SAPHO-Syndroms ● Prädisposition bei Immunschwäche (z. B. HIV, Steroide, Diabetes, Tuberkulose, Leukämie).

Zeichen der Bildgebung

▶ **Methode der Wahl**
MRT, CT

▶ **CT-Befund**
- akute Phase: zunächst Demineralisierung und meist distal beginnende medulläre Osteolysen ● Rasche Mesialisierung ● Kortikale Ausdünnung bis zur Fistelung ● Häufig umgebendes Weiteilödem
- chronisch: subperiostale Ausbreitung ● Zunehmende Sklerose und periostale Verkalkungen (> 80 % bukkal) ● Evtl. Entwicklung bzw. Demarkierung eines Sequesters

▶ **MRT-Befund**
- akute Phase: sensitive Detektion des Knochenmarködems (hyperintens in T2w, hypointens in T1w) ● Medulläres Enhancement nach Gd-Gabe in fettsupprimierter T1w ● In 30–70 % Infiltration M. masseter oder M. pterygoideus medialis
- chronisch: teils SI-Absenkung bei Sklerosierung ● Rückläufiges Ödem und Enhancement

▶ **Pathognomonische Befunde**
Intraossäre Lufteinschlüsse ● Akute Phase: begleitender Wurzelspitzenabszess ● Chronisch: zunehmende Markraumsklerosierung.

Klinik

▶ **Typische Präsentation**
Entzündungszeichen (Fieber, CRP-, BSG-Erhöhung) ● Oft Zahnschmerzen oder behandlung in der Anamnese (eher akut oder sekundär chronisch) ● Meist Trismus ● Palpierbare faziale Induration ● Eingeschränkte Mundöffnung ● Eitrige Entleerung und Fistelung möglich (suppurativ).

▶ **Therapeutische Optionen**
- akute Phase: i.v. Antibiose (z. B. mit Penicillin) ● Drainage von Abszessen
- chronisch: bei Osteomyelitis zusätzlich evtl. chirurgische Ausräumung von Sequestern ● Evtl. begleitend Therapie mit hyperbarem Sauerstoff (HBO-Therapie)

Osteomyelitis des Unterkiefers

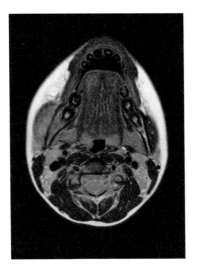

Abb. 101 Chronische Osteomyelitis im Unterkiefer rechts. Natives T2w MRT, axial. Im Vergleich zur Gegenseite rechts verdickter Corpus und Ramus mandibulae. Durch chronische Sklerosierung und überlagerndes Ödem diffus hypointense Darstellung des Knochenmarks. Schwellung des rechten M. masseter mit Signalanhebung des Muskelgewebes auf der Unterkieferseite.

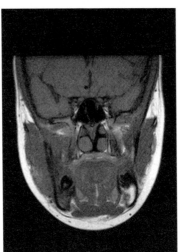

Abb. 102 Natives T1w MRT, koronar (gleicher Patient). Chronische Osteomyelitis im Unterkiefer rechts. Im Vergleich zur linken Seite durch das entzündlich bedingte Ödem deutliche Signalabsenkung des Knochenmarks im Corpus und Ramus mandibulae. Schwellung des rechten M. masseter.

Osteomyelitis des Unterkiefers

▶ **Verlauf und Prognose**

Gute Prognose bei erregerspezifischer i. v. Antibiose und suffizienter Drainage • Nach Ausräumung meist osteoplastische, teilweise plastische Rekonstruktion notwendig • MRT zur langfristigen Verlaufskontrolle.

Differenzialdiagnose

fibröse Dysplasie	– stärkere Auftreibung, milchglasartig (CT)
	– teils keine und teils deutliche KM-Anreicherung
	– MRT: fleckige SI in T1w (hypo- bis hyperintens)
Neoplasien (z. B. Ewing-, Osteo-, Chondro-, Fibro-, Rhabdomyosarkom)	– scharf begrenzt, keine oder wenig Umgebungsreaktion
	– meist stärker raumfordernd, „schwebender Zahn"
	– auch Periostreaktion, häufig jedoch mit Spikulae
Metastasen	– meist osteolytisch, umschrieben, „mottenfraßartig"
	– wenig oder keine Umgebungsreaktion
Osteoradionekrose	– schmerzhafte Knochennekrose ggf. mit Sequesterbildung nach Radiatio

Typische Fehler

Fehlende histologische Diagnosesicherung.

Ausgewählte Literatur

Lew DP, Waldvogel FA. Osteomyelitis. Lancet 2004; 364(9431): 369–379

Reinert S, Fürst G, Lenrodt J et al. Die Wertigkeit der Kernspintomographie in der Diagnostik der Unterkiefer-Osteomyelitis. Dtsch Z Mund Kiefer Gesichtschir 1995; 19: 15–18

Schuknecht B, Valvanis A. Osteomyelitis of the mandible. Neuroimag Clin N Am 2003; 13(3): 605–618

Ameloblastom

Kurzdefinition

- **Epidemiologie**
  Häufigster odontogener Tumor (18–35%) • 81% in der Mandibula • 19% in der Maxilla • Keine Geschlechterpräferenz • Altersgipfel: meist 30.–50. Lebensjahr • 1% aller Kieferläsionen.
- **Ätiologie/Pathophysiologie/Pathogenese**
  Syn.: Adamantinom • Aus Ameloblasten (innerstes Schmelzepithel) hervorgehender epithelialer odontogener Tumor • Benigne, kapsellos • In 1% der Fälle maligne Entartung zum ameloblastischen Karzinom.

Zeichen der Bildgebung

- **Methode der Wahl**
  CT, MRT
- **CT-Befund**
  Multi- (eher Unterkiefer) oder unilokulär (eher Oberkiefer) • Wächst lokal invasiv • Kleine, zystische oder expansive Läsion des Corpus mandibulae und des aufsteigenden Astes • Gemischt zystisch-solide • Durchbricht die Kortikalis • Blasen- oder honigwabenartige, KM aufnehmende intramurale Papillen • Periostale Ossifikation.
- **MRT-Befund**
  Glatt begrenzte intraossäre Raumforderung mit intermediärem Signal in T1w • Die ausgeprägte T2w Hyperintensität großer, expansiver Ameloblastome erleichtert Abgrenzung von malignen Prozessen • Beim desmoplastischen Typ unscharfe Randbegrenzung.
- **Pathognomonische Befunde**
  Histologische Diagnosestellung auch bei typischer Darstellung notwendig.

Klinik

- **Typische Präsentation**
  Harte und schmerzlose Tumormasse • Liegt meist im Kieferwinkel • Langsames Wachstum, oft über Jahre • Häufig Zahnfehlstellungen oder Zahnverlust • Assoziation mit retinierten Weisheitszähnen.
- **Therapeutische Optionen**
  Chirurgische Entfernung • Bei größeren Läsionen En-bloc-Resektion der gesamten Tumormasse • Kürettage, Chemotherapie und Bestrahlung sind kontraindiziert.
- **Verlauf und Prognose**
  Operation ist kurativ • Bei unilokulärer Form 15% und bei multilokulärer Form (ältere Patienten) 33% Rezidive nach chirurgischer Entfernung • DD fibröse Heilung.

Ameloblastom

Abb. 103 Ameloblastom im rechten Unterkiefer. CT nach KM-Gabe, Weichteilfenster. Überschreitung der Mittellinie. Der stark expansiv wachsende Tumor zeigt ein blasenartiges Wachstum mit Verlagerung und Resorption der Kortikalis des Unterkiefers. Nach KM-Gabe stellt sich das Tumorgewebe muskelisointens dar.

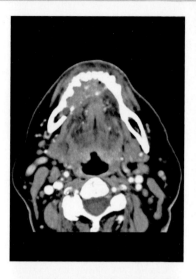

Abb. 104 CT nach KM-Gabe, Knochenfenster (gleicher Patient). Lingualseitig fast vollständig ausgedünnte und nach oral verlagerte kortikale Knochengrenze. Vestibulär ebenfalls aufgelockerte Kortikalisstruktur. Innerhalb des Tumorgewebes zeigen sich vereinzelt knochendichte Kortikalisreste.

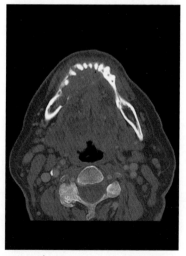

Ameloblastom

Differenzialdiagnose

radikuläre Zyste	– keine KM aufnehmenden intramuralen Tumorpapillen – meist unilokuläres Erscheinungsbild – aufgeweiteter Peridontalspalt
follikuläre Zyste	– keine KM aufnehmenden intramuralen Tumorpapillen – meist unilokuläres Erscheinungsbild – umgibt die Krone eines retinierten Zahns
Keratozyste	– keine KM aufnehmenden intramuralen Tumorpapillen – meist uni- bis multilokuläres Erscheinungsbild – häufig mit retiniertem Zahn assoziiert
aneurysmatische Knochenzyste	– meist groß und expansiv, multizystisch heterogenes Bild – multilokuläre Flüssigkeit-Flüssigkeit-Spiegel – tritt eher im Kindesalter auf

Typische Fehler

Kleines Ameloblastom mit radikulärer Zyste oder Keratozyste verwechselt.

Ausgewählte Literatur

Manor Y, Mardinger O, Katz J, Taicher S, Hirshberg A. Peripheral odontogenic tumours: differential diagnosis in gingival lesions. Int J Oral Maxillofac Surg 2004; 33(3): 268–273

Minami M, Kaneda T, Yamamoto H et al. Ameloblastoma in the maxillomandibular region: MR imaging. Radiology 1992; 184: 389–393

Wiseman SM, Rigual NR, Alberico RA, Sullivan MA, Loree TR. Ameloblastoma of the mandible. J Am Coll Surg 2003; 196(4): 654

Zungenkarzinom

Kurzdefinition

▶ **Epidemiologie**
Geschlechterverhältnis: M:W = 3:1 ● Altersgipfel: über 45–60 Jahre ● 90% aller Mundhöhlentumoren sind Plattenepithelkarzinome, 10% Adenokarzinome ● 90% am Zungenrand, 8% an der Zungenbasis, 2% an der Zungenspitze ● 20–30% mit frühen Lymphknotenmetastasen in Level I und II.

▶ **Ätiologie/Pathophysiologie/Pathogenese**
Maligner Tumor der Zunge, meist Plattenepithelkarzinom ● Multifaktorielle extrinsische (z.B. Tabak, Alkohol, Viren) oder intrinsische (z.B. Eisenmangelanämie, Alter, Syphilis und Immunschwäche) Genese ● Oft zunächst Leukoplakie, dann Dysplasie, Carcinoma in situ und letztlich invasives Karzinom.

Zeichen der Bildgebung

▶ **Methode der Wahl**
MRT, CT

▶ **CT-Befund**
Asymmetrie des Zungenkörpers ● Zungenseptumverlagerung ● Verlust normaler Muskelfiederung ● Zur fetthaltigen Zungenmuskulatur leicht hyperdenser, invasiv wachsender Tumor mit Nekrosen ● Nach KM-Gabe inhomogene Anreicherung ● Infiltration von Mandibula und Mundboden ● Oft Befall ipsilateraler zervikaler Lymphknoten ● (Zahn-)Artefakte können durch Angulation minimiert werden.

▶ **MRT-Befund**
Inhomogenes hypointenses T1w Signal und hyperintenses T2w Signal in axialer, koronarer und sagittaler Schichtführung ● Artefakte: siehe Mundbodenkarzinom ● Enhancement nach Gd-Gabe.

▶ **Pathognomonische Befunde**
Invasive Raumforderung des Zungenkörpers mit KM-Aufnahme.

Klinik

▶ **Typische Präsentation**
Im frühen Stadium meist asymptomatische, verhärtete Läsion mit begleitenden Halsschmerzen ● In späteren Stadien entsprechend der Muskelinfiltration Fixierung der Zunge ● Dysphagie ● Odynophagie und verwaschene Sprache ● In ca. ⅓ orale Leukoplakien.

▶ **Therapeutische Optionen**
Stadium T1/T2: Vollständige Tumorexzision mit/ohne Osteotomie der Mandibula ● Glossektomie ● Im fortgeschrittenen Stadium „neck dissection" und Radio-Chemotherapie.

▶ **Verlauf und Prognose**
Nach vollständiger Tumorresektion 5-Jahre-Überlebensrate 73–97% ● Bei größeren Läsionen Rezidivrate 40% und zervikale, oft beidseitige Metastasen bis zu 40%.

Zungenkarzinom

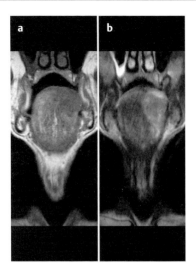

Abb. 105 a, b Zungenkarzinom. T1w MRT nativ (**a**) und fettsupprimiert nach Gd-Gabe (**b**). Plattenepithelkarzinom im mittleren bis vorderen Drittel des Zungenkörpers links (**a**). T1w nativ hypointenser Tumor, der die Mittellinie nicht überschreitet. Nach KM-Gabe (**b**) starke Gd-Anreicherung. Die Gd-unterstützte Untersuchung zeigt die tatsächliche, bis in den Sulcus glossoalveolaris reichende Ausdehnung des Tumors.

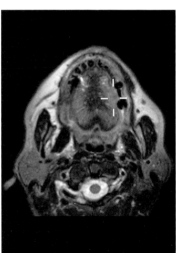

Abb. 106 Plattenepithelkarzinom der Zunge. Native T2w MRT. Links in den vorderen 2 Dritteln am Zungenrand liegender Tumor, der nativ T2w muskelisointens ist (durch Striche eingegrenzt). Die normale Fiederung der Zungenmuskulatur ist im Tumor aufgehoben.

Zungenkarzinom

Differenzialdiagnose

tonsilläre Hyperplasie	– meist symmetrisch und homogen vergrößerte Tonsillen – kein invasives Wachstum – KM anreichernde Septen
Non-Hodgkin-Lymphom	– einseitige, submukös ausbreitende Tumormasse – ausgeprägte, nicht nekrotisierende Lymphknotenvergrößerung
benigne Neoplasie der Speicheldrüsen	– glatte Tumorbegrenzung – teils gestieltes Wachstum – keine KM anreichernden Septen
adenoid-zystisches Karzinom der kleinen Speicheldrüsen	– morphologisch ähnlich dem Plattenepithelkarzinom – unscharfe Ränder – selten Lymphknotenmetastasen
Kaposi-Sarkom	– AIDS-assoziierte Neoplasie – mukosales Wachstum ähnlich dem Plattenepithelkarzinom

Typische Fehler

Zungenkarzinom im Zungenkörper in der nativen CT-Untersuchung übersehen ● Raumforderung oder Asymmetrie als schluckbedingt gewertet.

Ausgewählte Literatur

Lam P, Au-Yeung KM, Cheng PW, Wei WI, Yuen AP, Trendell-Smith N, Li JH, Li R. Correlating MRI and histologic tumor thickness in the assessment of oral tongue cancer. AJR Am J Roentgenol 2004; 182(3): 803–808

Pimenta Amaral TM, Da Silva Freire AR, Carvalho AL, Pinto CA, Kowalski LP. Predictive factors of occult metastasis and prognosis of clinical stages I and II squamous cell carcinoma of the tongue and floor of the mouth. Oral Oncol 2004; 40(8): 780–786

Weber AL, Romo L, Hashmi S. Malignant tumors of the oral cavity and oropharynx: clinical, pathologic, and radiologic evaluation. Neuroimaging Clin N Am 2003; 13(3): 443–464

Mundbodenkarzinom

Kurzdefinition

- **Epidemiologie**
  Geschlechterverhältnis: M : W = 3 : 1 • 90% Plattenepithelkarzinome • Häufigster Tumor der Mandibula (sekundär infiltriert) • 30–60% mit Lymphknotenmetastasen.
- **Ätiologie/Pathophysiologie/Pathogenese**
  Maligner Tumor der Schleimhaut des Mundbodens • Multifaktorielle extrinsische (z.B. bei Tabak- und Alkoholabusus 15fache Inzidenz, Viren) und intrinsische (z.B. Mangelernährung, Eisenmangelanämie, Alter und Immunschwäche) Genese • Erst Dysplasie, dann Carcinoma in situ und schließlich invasives Karzinom.

Zeichen der Bildgebung

- **Methode der Wahl**
  MRT, CT
- **CT-Befund**
  Muskeliso- bis leicht hyperdense Raumforderung des Mundbodens mit Asymmetrie • Mäßige Anreicherung nach KM-Gabe • Bei größeren Tumoren Nekrosen und ossäre Destruktion möglich • Lymphknotenbefall ipsilateral submandibulär und jugulodigastrisch • (Zahnersatz-)Artefakte können durch Angulation minimiert werden.
- **MRT-Befund**
  Inhomogen niedrige SI in T1w • Leicht erhöhte SI in T2w • Gute Beurteilbarkeit infiltrierter Weichteile und des Knochenmark in Axial-, Koronar- und Sagittalebene • Wenig Artefakte durch Zahnersatz • Enhancement nach Gd-Gabe gut in fettsupprimierten Sequenzen sichtbar.
- **Pathognomonische Befunde**
  Bei sublingualen, mukosaassoziierten Tumoren mit Infiltration von Mundbodenmuskulatur oder Mandibula handelt es sich fast immer um Mundbodenkarzinome.

Klinik

- **Typische Präsentation**
  ⅓ orale Leukoplakien • 10% davon Carcinoma in situ oder invasives Plattenepithelkarzinom • Sonst zunächst leicht erhabenes Erythem • Wenn Tumor weich und schmerzhaft, dann perineurale Infiltration wahrscheinlich • Wenn schmerzlos (Mehrzahl) und hart, dann häufig persistierende Halsschmerzen und Entzündungen des Pharynx und Mittelohrs • Orale Veränderung oft 4–8 Monate vor Arztbesuch bewusst.
- **Therapeutische Optionen**
  Im frühen Stadium vollständige Tumorexzision • Im fortgeschrittenen Stadium radikale Tumorexzision und „neck dissection" mit begleitender Radio-Chemotherapie.
- **Verlauf und Prognose**
  Prognose von Größe des Primärtumors und Fernmetastasierung abhängig, insbesondere jedoch vom Ausmaß intra- und extranodaler Lymphknotenmetastasierung • Tumoren des Stadiums T3/T4 haben eine 3fach höhere Rezidivrate.

Mundbodenkarzinom

Abb. 107 Mundbodenkarzinom am unteren Zungenrand links. CT nach KM-Gabe. Im Vergleich zur Gegenseite hyperdens verlegter Sulcus glossoalveolaris.

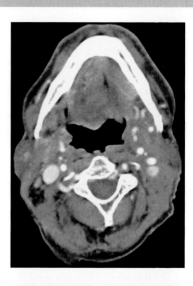

Abb. 108 a, b CT nach KM-Gabe. Sublinguales Plattenepithelkarzinom. Infiltration der Zungenmuskulatur. Homogen KM aufnehmend. Muskelfiederung in den Mm. genioglossi ist aufgehoben. Die Koronarebene (**a**) zeigt die nach rechts exzentrische Lage oberhalb der Mm. genioglossi (innerhalb der Striche). Die Sagittalebene (**b**) zeigt die mukosaassoziierte Lage und die Infiltration der intrinsischen Zungenmuskulatur (innerhalb der Striche).

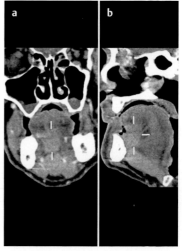

Differenzialdiagnose

benigne Neoplasie der Speicheldrüsen	– glatte Tumorbegrenzung – teils gestieltes Wachstum – keine KM anreichernden Septen
maligne Neoplasie der kleinen Speicheldrüsen	– adenoid-zystisch, morphologisch ähnlich dem Plattenepithelkarzinom – deutlich seltener oder keine Lymphknotenmetastasen
Kaposi-Sarkom	– AIDS-assoziierte Neoplasie – mukosales Wachstum, meist nicht stark infiltrierend

Typische Fehler

Latente Zweitneoplasie (z. B. Bronchialkarzinom) übersehen: Diese sind bei erstem bzw. frühem oralen Plattenepithelkarzinom oft für vorliegende Lymphknoten- oder Fernmetastasen verantwortlich.

Ausgewählte Literatur

Weber AL, Bui C, Kaneda T. Malignant tumors of the mandible and maxilla. Neuroimaging Clin N Am 2003; 13(3): 509–524

Weber AL, Romo L, Hashmi S. Malignant tumors of the oral cavity and oropharynx: clinical, pathologic, and radiologic evaluation. Neuroimaging Clin N Am 2003; 13(3): 443–464

Wenzel S, Sagowski C, Kehrl W, Metternich FU. Prognostischer Einfluss der Infiltrationstiefe von Mundhöhlen- und Oropharynxkarzinomen. HNO 2004; 52(7): 604–610

Normalbefund der Speicheldrüsen

Anatomie

- **Glandula parotidea.** Die Glandula parotidea liegt ventrokaudal des äußeren Gehörgangs in der Fossa retromandibularis auf dem M. masseter und grenzt kranial an den Jochbogen. Begrenzung nach medial sind Pterygoidmuskulatur, Proc. styloideus, A. carotis interna und externa und V. jugularis interna. Nach dorsal wird die Drüse durch den M. sternocleidomastoideus und dem Venter posterior des M. digastricus begrenzt. Der Ductus parotideus (Stensen-Gang) zieht über den M. masseter und mündet in der Wangenschleimhaut gegenüber dem 2. oberen Molaren. Der N. facialis tritt lateral des posterioren Anteils des M. digastricus in die Glandula parotidea ein und teilt sich in der Drüse in seine Hauptäste.
- **Glandula submandibularis.** Die Glandula submandibularis liegt in der Fossa submandibularis medial der Mandibula, lateral des M. digastricus und unter dem M. mylohyoideus, der den submandibulären Raum von dem kranial gelegenen sublingualen Raum trennt.
- **Glandula sublingualis.** Die Glandula sublingualis befindet sich im Mundboden unter der Plica sublingualis. Der Ausführungsgang (Ductus submandibularis, Wharton-Gang), mündet in der Caruncula sublingualis, häufig mit den kleinen Gängen der Glandula sublingualis.
- **Kleine Speicheldrüsen.** Außer den 3 paarigen großen Kopfspeicheldrüsen gibt es mehrere hundert kleine Speicheldrüsen in der Schleimhaut von Gaumen, Rachen, Wange und Lippen.

Speicheldrüsenvarianten

Kurzdefinition

- **Epidemiologie**
  - Aplasie der Speicheldrüsen oder des Gangsystems: Rarität • In 38% in Kombination mit Aplasie der Tränendrüsen und Tränengänge
  - akzessorische Drüsenanteile der Glandula parotidea: Normvariante in 20%
  - Muskelanomalien in der Parotisregion: M. auricularis inferior, M. occipitoparotideus (äußerst selten)
- **Ätiologie/Pathophysiologie/Pathogenese**
  - Akzessorisches Speicheldrüsengewebe: entsteht aus Einschlüssen in Lymphknoten oder durch abnorme absteigende Migration von Speicheldrüsengewebe
  - Muskelanomalien: fächerförmiges Einstrahlen von Muskelfasern in die Parotisfaszie
  - Hypoplasien und Aplasien großer Kopfspeicheldrüsen: entstehen durch Entwicklungsfehler des Ektoderm des 1. und 2. Kiemenbogens (ektodermale Dysplasie) • Oft in Kombination mit anderen Symptomenkomplexen: Levy-Hollister-Syndrom, EEC-Syndrom („ectrodactyly ecetodermal dysplasia clefting"), Treacher-Collins-Syndrom (mandibulafaziale Dysostosis) • Teils autosomal dominant vererbt

Zeichen der Bildgebung

- **Methode der Wahl**
  MRT
- **CT-Befund**
  Fehlen des Drüsengewebes mit Ersatz durch hypodenses Fettgewebe im Drüsenlager • Ektopes Drüsengewebe als lobulierte, homogen hyperdense, scharf begrenzte, KM anreichernde Raumforderung.
- **MRT-Befund**
  Fehlen des Drüsengewebes mit T1w und T2w hyperintensem Fettgewebe im Drüsenlager • Akzessorisches Drüsengewebe imponiert in T1w als scharf begrenzte, lobulierte, gegenüber Muskel hyperintense Masse • MRT ist der CT bei der Darstellung des Drüsengewebes überlegen.
- **Pathognomonische Befunde**
  - Akzessorische Speicheldrüsen: Liegen meist entlang des Stensen-Gang in oberer und unterer Nackenregion, insbesondere um den M. sternocleidomastoideus und M. masseter • Selten: Hypophyse, Mittelohr, äußerer Gehörgang, Mandibula, Schilddrüsenkapsel, Lymphknoten • Durchmesser 3 cm und weniger • Drainage abseits der Hauptdrüse in den Stensen-Gang
  - Choristom: Speicheldrüsenheterotopie im Zahnfleisch oder Mittelohr
  - Aplasie von Speicheldrüsen: Abwesenheit einer oder mehrerer Speicheldrüsen • Meist Auffüllung des Drüsenlagers mit Fettgewebe und Hypertrophie anderer Speicheldrüsen

Speicheldrüsenvarianten

Abb. 109 Akzessorische submentale Speicheldrüse. CT-Zufallsbefund bei einer Patientin mit einem zystischen Tumor rechts zervikal.

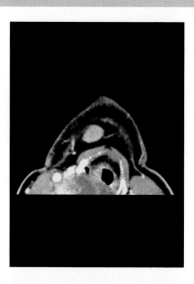

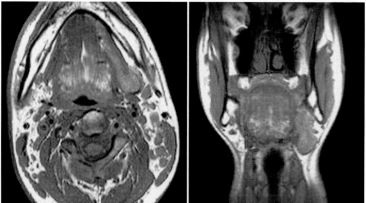

Abb. 110 Aplasie der rechten Glandula submandibularis mit Fett im Drüsenlager (MRT, T1w axial und koronar).

Speicheldrüsenvarianten

Klinik

▶ **Typische Präsentation**
- Aplasie: einseitige Aplasie der großen Kopfspeicheldrüsen ist meist asymptomatisch (Zufallsbefund, asymmetrischer Palpationsbefund) • Bei beidseitiger Aplasie der Glandula parotidea zum Teil Hyposalivation • Bei Fehlen aller 4 großen Speicheldrüsen Xerostomie mit Ess- und Schluckschwierigkeiten • Verfrühtes Auftreten von Karies
- Levy-Hollister-Syndrom: Xerostomie • Innenohrschwerhörigkeit • Dysmorphie der Ohrmuscheln • Keratokonjuntivitis (Aplasie der Tränendrüsen)
- akzessorisches Speicheldrüsengewebe: oft Zufallsbefund • Symptomatik entsteht meist durch entzündliche oder neoplastische Komplikationen

▶ **Therapeutische Optionen**
Chirurgische Resektion von ektopem Speicheldrüsengewebe bei Komplikationen (Mukozele, Fistelbildung, Tumor, Abszess) • Bei Xerostomie künstlicher Speichel, viel Trinken, vermehrte Zahnhygiene.

▶ **Prognose und Verlauf**
1–7 % aller Parotis-Neoplasien entstehen aus akzessorischem Drüsengewebe • Insbesondere pleomorphe Adenome und Mukoepidermoidkarzinome.

▶ **Was will der Kliniker von mir wissen?**
Diagnosestellung • Bei ektopem Gewebe Lokalisation, Hinweis für Dignität, evtl. Möglichkeit der diagnostischen Punktion

Differenzialdiagnose

Speicheldrüsentumor	– Verdacht durch asymmetrischen Palpationsbefund und Hyperplasie der nicht betroffenen Drüse
	– leichte Unterscheidbarkeit durch MRT und CT, die bei Aplasie fehlendes Drüsengewebe mit Fett im Drüsenlager, bei akzessorischer Drüse lobuliertes ektopes Drüsengewebe zeigen

Typische Fehler

Bei ektopem Gewebe fälschlicher Verdacht auf einen Tumor oder Metastasen • Gewebeprobe ist zur Diagnosestellung wichtig.

Ausgewählte Literatur

Chilla R, Steding G. Über Muskelanomalien in der Regio parotidea – ein Beitrag zur Parotischirurgie. Laryngo-Rhino-Otol 2001; 80: 748–749

Fierek O et al. Das Levy-Hollister-Syndrom: Ein Dysplasiesyndrom mit HNO-Manifestationen. HNO 2003; 51: 654–657

Goldenberg D et al. Misplaced parotid glands: Bilateral agenesis of parotid glands associated with bilateral accessory parotid tissue. J Laryngol Otol 2000; 11: 883–887

Warthin-Tumor

Kurzdefinition

- **Epidemiologie**
  Zweithäufigster benigner Tumor der Glandula parotidea (12%) • Macht 5% aller Speicheldrüsentumoren aus • Geschlechterverhältnis: M:W = 3:1 • Mittleres Manifestationsalter: 60 Jahre • In 10–15% beidseitig • 20% multizentrisch • In 90% bei Rauchern.

- **Ätiologie/Pathophysiologie/Pathogenese**
  Zystadenolymphom • Tumor entsteht aus lymphatischen Gewebe, das während der Embryogenese in der Drüse abgelagert wird.

Zeichen der Bildgebung

- **Methode der Wahl**
  MRT
- **CT-Befund**
  Inhomogene Binnenstruktur mit hypointensen, zystischen, mehrkammerigen Anteilen • Schwaches bis deutliches Enhancement nach KM-Gabe.
- **MRT-Befund**
  Meist iso- bis hypointens in T1w. Hyperintense Areale in T1w entsprechen proteinreichen oder eingebluteten Zysten • Intermediäres bis hohes Signal in T2w • Mäßiges Enhancement nach Gd-Gabe.
- **Pathognomonische Befunde**
  Meist im oberflächlichen posterioren Anteil der Glandula parotidea • Scharf begrenzte inhomogene Raumforderung • In 30% zystisches Erscheinungsbild • Papillär-noduläre Verdickungen in der Zystenwand • Keine Verkalkungen.

Klinik

- **Typische Präsentation**
  Gut abgrenzbare Raumforderung unterhalb des Ohrläppchens • Teils liquide imponierend • Schmerzlos.
- **Therapeutische Optionen**
  Tumorresektion mit Absetzen im Gesunden • Schonung des N. facialis.
- **Verlauf und Prognose**
  Unklare Rezidivhäufigkeit wegen Multizentrizität und oft weiteren kleinen nodulären Läsionen in der Drüse.
- **Was will der Kliniker von mir wissen?**
  Diagnosestellung • Ausdehnung des Befundes • Zeichen der Malignität bei nicht eindeutigen Befunden.

Warthin-Tumor

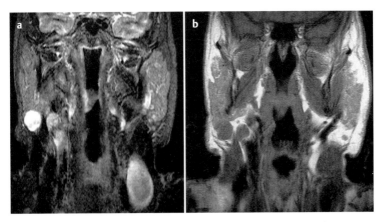

Abb. 111 a, b Warthin-Tumor. In der koronaren STIR-Sequenz (**a**) zeigt sich eine hyperintense Raumforderung am kaudalen Pol der rechten Glandula parotidea. In T1w (**b**) ist die Raumforderung hypointens zum Drüsengewebe.

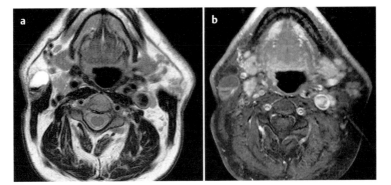

Abb. 112 a, b In den axialen Sequenzen zeigt sich die ventrale zystische Komponente der Raumforderung in T2w (**a**) hyperintens, in T1w nach Gd-Gabe (**b**) hypointens. Enhancement des dorsalen soliden Anteils nach Gd-Gabe in T1w (**b**).

Warthin-Tumor

Differenzialdiagnose

pleomorphes Adenom	– scharf begrenzt mit kräftigem, aber inhomogenem Enhancement nach KM – zum Teil Kalzifikationen – große Tumoren oft lobuliert mit birnenförmiger Konfiguration, Ausdehnung in tiefen Drüsenteil
Mukoepidermoidkarzinom	– derbe, schmerzhafte Raumforderung – oft Fazialisparese – schlechte Abgrenzbarkeit zur Umgebung – schon früh Lymphknotenmetastasen – teils Zysten, Nekrosen, Einblutungen
Lymphom	– selten – umschriebenes KM-Enhancement bei intraparotidalem, nodulären Lymphknotenbefall – diffuses KM-Enhancement bei Parenchymbefall
lymphoepitheliale Zysten	– meist bei HIV – scharf begrenzte, homogene, zystische Raumforderung mit dünner Wand – oft beidseitig

Typische Fehler

Bei kleinen Befunden schwer von Mukoepidermoidkarzinom zu unterscheiden ● Kleine multizentrische oder kontralaterale Befunde können übersehen werden.

Ausgewählte Literatur

Harnsberger HR. Handbook of Head and neck imaging. St Louis: Mosby; 1995

Minami M et al. Warthin tumor of the parotid gland: MR-pathologic correlation. AJNR 1993; 14: 209–214

Shugar JM, Som PM, Biller HF. Warthin's tumor, a multifocal disease. Ann Otol Rhinol Laryngol 1982; 91: 246–249

Ranula

Kurzdefinition

- **Epidemiologie**
  Manifestationsalter meist um 30. Lebensjahr • In 50% Trauma der Mundhöhle oder des Nackens in Anamnese.
- **Ätiologie/Pathophysiologie/Pathogenese**
  Syn.: Fröschleingeschwulst • Retentionszyste der Glandula sublingualis oder der kleinen Speicheldrüsen • Meist erworben (nach Entzündung oder Trauma), selten angeboren.
  - einfache Ranula: Retentionszyste mit Epithelschicht des Spatium sublinguale durch Gangobstruktion ohne Faszienüberschreitung des Spatium submandibulare
  - abgetauchte (komplizierte) Ranula: bei Ruptur der Kapsel und Einbruch in submandibulären Raum • Pseudozyste ohne epithelialisierte Wand • Ausdehnung bis in prästyloidalen Parapharyngealraum möglich

Zeichen der Bildgebung

- **Methode der Wahl**
  MRT
- **MRT-Befund**
  Scharf begrenzte, homogene Raumforderung • Hypointens in T1w mit Wand-Enhancement nach Gd-Gabe • Hyperintens in T2w • Bei abgetauchter Ranula in T2w hyperintenser Flüssigkeitssaum um den posterioren Rand des M. mylohyoideus • Bei entzündlicher Affektion Wandverdickung.
- **CT-Befund**
  Hypodense sublinguale Raumforderung mit KM anreichernder Wand.
- **Pathognomonische Befunde**
  - einfache Ranula: unilokuläre ovale Raumforderung im Sublingualraum
  - abgetauchte Ranula: kometenschweifartige Masse mit „Schweif"-Anteil im kollabierten Sublingualraum und „Kopf"-Anteil im posterioren Submandibularraum • Schmaler Flüssigkeitssaum zwischen M. mylohyoideus und M. hyoglossus bzw. M. geniohyoideus

Klinik

- **Typische Präsentation**
  Schmerzlose pralle Schwellung der Glandula sublingualis (Anheben der Zungenspitze) • Bläulich durchscheinend.
- **Therapieoptionen**
  Exstirpation der Glandula sublingualis.
- **Prognose und Verlauf**
  Allmähliche Vergrößerung der unbehandelten einfachen Ranula mit späterer Ruptur und Übergang in abgetauchte Ranula • Resektion ist kurativ.
- **Was will der Kliniker von mir wissen?**
  Meist klinische Diagnose • Ausdehnung in Submandibularraum?

Ranula

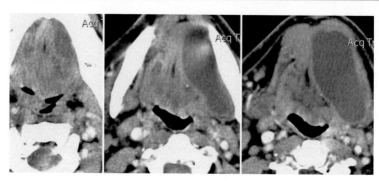

Abb. 113 Ranula. Die axiale CT-Aufnahmen zeigen eine glatt begrenzte, hypodense Raumforderung links sublingual bis submandibulär mit Auftreibung der Glandula submandibularis.

Differenzialdiagnose

Epidermoidzyste
– nicht von einfacher Ranula zu unterscheiden
– im Gegensatz zur abgetauchten Ranula kein perimylohyoidaler Flüssigkeitssaum

Dermoid
– Raumforderung mit unterschiedlicher Dichte und Signalgebung wegen verschiedener Gewebsanteile

zystisches Hygrom
– gleiches Signalverhalten in der MRT, aber meist multilokuläre Ausbreitung
– kein Flüssigkeitssaum im Submandibularraum

Retentionszyste der Glandula submandibularis
– Zyste im Submandibulärraum ohne Veränderung (Zyste) im Sublingualraum

Typische Fehler

Teils schwierige Darstellung wegen Zahn- oder Zahnfüllungsartefakten ● Mögliche Fehldiagnose einer Retentionszyste der Glandula submandibularis bei komplizierter Ranula mit kollabiertem „Schweif".

Ausgewählte Literatur

Coit WE et al. Ranulas and their mimics: CT evaluation. Radiology 1987; 163: 211–216

Kurabayashi T et al. MRI of ranulas. Neuroradiology 2000; 42: 917–922

Macdonald AJ et al. Giant ranula of the neck: differentiation from cystic hygroma. Am J Neuroradiol 2003; 24(4): 757–761

Sialolithiasis/Sialadenitis

Kurzdefinition

- **Epidemiologie**
  Sialolithiasis: 30–60/1 Mio. • 2200–5000 Neuerkrankungen pro Jahr.
- **Ätiologie/Pathophysiologie/Pathogenese**
  Sialadenitis: Entzündung einer Kopfspeicheldrüse • Sialolithiasis: Konkrement in Speicheldrüse oder Drüsenausführungsgang.
  Akute Sialadenitis: Meist aszendierende Entzündung (Streptokokken, Staphylokokken) • Ursachen: verringerter Speichenfluss (Dehydratation, reduzierter Nahrungsaufnahme), Immunschwäche, Speichelsteine • Selten: hämatogene Streuung, Medikamente als Auslöser.
  Parotitis epidemica: Syn.: Mumps • Viral bedingt • 85 % im Kindesalter • In 75 % Parotis beidseits betroffen.
  Chronisch rezidivierende Parotitis: Oft immunpathologische Genese • Genetische Prädisposition • Fehlbildung der Glandula parotidea • Störung der Sekretbildung mit konsekutiver Gangobstruktion.
  Strahlensialadenitis: Ab 6 Gy Drüsenschwellung • Ab 15 Gy Drüsenparenchymschädigung • Ab 40 Gy Parenchymatrophie.
  Sialolithiasis: Meist 5.–8. Lebensdekade • 80 % in Glandula submandibularis • 15 % in Glandula parotidea • Multiple Steine in 7–13 % • Kombination aus Calciumphosphatverbindungen und Phospho-/Proteolipiden • Durch Autophagozytose von calciumreichen Zellorganellen sowie Stenosen und Gangektasien • In 50 % mit Sialadenitis • In 10–20 % nicht-röntgendichte Konkremente.

Zeichen der Bildgebung

- **Methode der Wahl**
  - akute Sialadenitis: Sonographie • Sialographie kontraindiziert (mögliche Exazerbation der Entzündung)
  - chronische Sialadenitis: (MR-) Sialographie
- **Sonographie-Befund**
  - akute Sialadenitis: echoarme Drüsenstruktur • Hyperämie in der farbkodierten Duplexsonographie • Evtl. Lufteinschlüsse
  - chronische Sialadenitis: inhomogene Struktur • Echoarme zystoide Areale als Zeichen für Gangektasien
  - Sialolithiasis: echoreiche Komplexe mit posteriorem Schallschatten • Konkremente < 2 mm teils ohne Schallschatten
- **Sialographie-Befund**
  - chronische Sialadenitis: irreguläre Gangektasien bzw. abwechselnd Gangerweiterung und Stenosen
  - Sialolithiasis: konkaver KM-Abbruch/Aussparung durch Konkrement • Evtl. prästenotische Gangektasie • Luftfreie KM-Injektion obligat (Vermeidung von Fehlbefunden)

Sialolithiasis/Sialadenitis

Abb. 114 Sialolithiasis. Die axiale CT-Aufnahme zeigt ein kleines, scharf begrenztes, hyperdenses Konkrement in der linken Glandula parotidea.

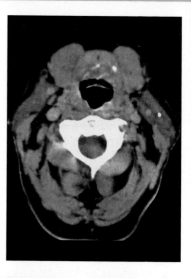

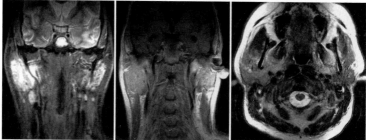

Abb. 115 In der koronaren STIR-Aufnahme und der axialen T2w Aufnahme ist die rechte Glandula parotidea vergrößert und inhomogen hyperintens abgebildet. In der koronaren T1w zeigt sich nur ein mäßiges KM-Enhancement der Drüse als Zeichen der chronischen Sialadenitis (links: STIR koronar; Mitte: koronares T1w Bild nach Gd-Gabe; rechts: T2w axial).

Sialolithiasis/Sialadenitis

- **CT-Befund**
  - Sialadenitis: Drüse vergrößert • Unscharf begrenzt • Nativ hypodense Drüse mit verstärktem KM-Enhancement im Vergleich zu gesunder Drüse (Gegenseite) • Bei Abszessen hypodense, teils gekammerte Bezirke.
  - Sialolithiasis: empfindlichster Konkrementnachweis mit nativem Dünnschicht-CT • Hyperdense Formation • Scharf begrenzt.
- **MRT-Befund**
  - akute Sialadenitis: unscharfe Begrenzung • Hyperintens in T2w • Hypointens in T1w • Verstärktes KM-Enhancement • Unschärfe und Auftreibung des umgebenden Fettgewebes und des M. masseter mit erhöhtem Signal in T2w
  - chronische Sialadenitis: inhomogene Signalgebung mit niedrigem Signal T1w und intermediärem bis erhöhtem T2-Signal • Bei langem Verlauf oft Drüsenatrophie mit Signalminderung
  - Strahlensialadenitis: Atrophie • Inhomogenes Signal • In der MR-Sialographie Gangektasien und Kalibersprünge der großen Gänge
  - Sialolithiasis: scharf begrenzte Gangunterbrechung (hypointens in T2)
- **Pathognomonische Befunde**
  - akute Sialadenitis: geschwollene Drüse mit konvexer lateraler Oberfläche
  - chronische Sialadenitis: oft atrophe Drüse, aber Drüsengröße variabel
  - Sialolithiasis: Konkremente haben meist 6–8 mm Durchmesser, maximal bis 50 mm • Hyperdense Formation in Drüse oder Gang im CT

Klinik

- **Typische Präsentation**
  Akute Sialadenitis: Schwellung und Schmerz • Fieber • Rötung der Papille • Schwellung des Ausführungsganges • Purulenter Speichel bei bakterieller Genese • Meist bei alten Patienten und Immungeschwächten.
  Chronisch rezidivierende Parotitis: Zehnmal häufiger bei Erwachsenen • Vorwiegend Frauen betroffen (bei Kindern vorwiegend Jungen) • Rezidivierende, mehrere Tage anhaltende, mäßig schmerzhafte Drüsenschwellung • Flockiger, salziger Speichel.
  Strahlensialadenitis: Verminderte Speichelsekretion (Hyposialie).
  Sialolithiasis: Nahrungsabhängige Schwellung der Drüse mit Spannungsschmerz • Später bleibende Verdickung durch sekundäre Entzündung.
- **Therapeutische Optionen**
  Akute Sialadenitis: Antibiotika (Cephalosporine) • Antiphlogistika • Antipyretika • Anregung des Speichelfluss (Kaugummi, saure Drops, Zitronen, Ascorbinlutschtabletten) • Bei Abszedierung Spaltung und Drainage.
  Chronisch rezidivierende Parotitis: In Akutphase Antibiotikum • Antiphlogistikum • (Sub-) totale Parotidektomie mit papillennaher Ligatur des Ausführungsgangs.
  Strahlensialadenitis: Stimulation des Speichelflusses • Antiphlogistika • Künstlicher Speichel.
  Sialolithiasis: Dilatation durch Gangsondierung mit Ballonsonde • Enorale Operation mit Schlitzung des vorderen Teils des Ausführungsgangs • Bei tiefliegenden Steinen Exstirpation von außen • Lithotripsie mit Ultraschall.

Sialolithiasis/Sialadenitis

▶ **Verlauf und Prognose**
- akute Sialadenitis: selten nekrotisierende Fasziitis oder der Otitis externa necroticans
- virale Sialadenitis (Mumps): Gefahr der Meningitis, Pankreatitis und Orchitis
- Strahlensialadenitis: evtl. Xerostomie • Prophylaktisch Gabe zytoprotektiver Substanzen (Amifostin)
- Chronisch rezidivierende Parotitis: dauerhafte Beschwerdefreiheit in 80–100% durch Parotidektomie • Gefahr der Fazialisschädigung bei Operation
- Sialolithiasis: je nach Ursache und Therapieansatz Steinfreiheit in 50–100%

▶ **Was will der Kliniker von mir wissen?**
Diagnosestellung • Bei Sialolithisis Konkrementnachweis und -lokalisierung.

Differenzialdiagnose

Sjögren-Syndrom	– netzartige, beidseitige Inhomogenität – klein- bis mittelknotiger Parenchymumbau – verminderte Echogenität
Sialadenose	– Parotisschwellung – rarefiziertes, verengtes Gangsystem mit homogenem Parenchym – Bild des „entlaubten Baums"
Sarkoidose	– zervikale und mediastinale Lymphknoten – Parotisschwellung mit zystisch-soliden Veränderungen – KM-Enhancement der Granulome

Typische Fehler

Fehldeutung von injizierter Luft bei Sialographie als Sialolithiasis.

Ausgewählte Literatur

Gritzmann N et al. Sonography of the salivary glands. Eur Radiol 2003; 13 (5): 964–975

Maier H. Therapie nichttumoröser Speicheldrüsenerkrankungen und postoperativer Komplikationen. Laryngo-Rhino-Otol 2001; 80 (1): 89–114

Yousem DM et al. Major salivary gland imaging. Radiology 2000; 216: 19–29

Zenk Z, Iro H. Die Sialolithiasis und deren Behandlung. Laryngo-Rhino-Otol 2001; 80 (1): 115–136

Sjögren-Syndrom

Kurzdefinition

▶ **Epidemiologie**
Inzidenz 5/1000 pro Jahr ● Zweithäufigste rheumatische Erkrankung (nach rheumatoider Arthritis) ● Geschlechterverteilung: M:W = 1:9 ● Assoziation mit HLA-DR2 und -DR3.

▶ **Ätiologie/Pathophysiologie/Pathogenese**
Syn.: myoepitheliale Sialadenitis ● Autoimmune Dysregulation führt zur Destruktion von Azinuszellen und Gangepithelzellen der Speichel- und Tränendrüsen durch aktivierte einwandernde Lymphozyten.
Typ I: primäre Form ● Unbekannte Genese
Typ II: sekundäre Form ● „Sicca-Syndrom" bei rheumatoider Arthritis, Kollagenosen, Hepatitis C, primär biliärer Zirrhose.

Zeichen der Bildgebung

▶ **Methode der Wahl**
MRT, MR-Sialographie

▶ **MRT-Befund**
Diffuses (wabenartiges) beidseitiges hypointenses Signal in T1w ● Geringere Gd-Aufnahme bei starker Fibrose ● Hohes Gd-Enhancement entspricht hohem klinischen Aktivitätsgrad ● Hyperintens in T2w ● Einteilung:
- Stadium I: KM-Enhancement/hohes T2w-Signal ≤ 1 mm
- Stadium II: KM-Enhancement/hohes T2w-Signal 1 – 2 mm
- Stadium III: KM-Enhancement/hohes T2w-Signal > 2 mm
- Stadium IV: Destruktion von Drüsenparenchym

▶ **CT-Befund**
Hypodense (flüssigkeitsisodense) diffuse Läsionen mit je nach Stadium unterschiedlicher Zystengröße und wabenartiger Struktur ● Gute Abgrenzbarkeit kalkdichter Konkremente.

▶ **Sialographie- und MR-Sialographie-Befund**
Multiple punktförmige KM-Anreicherungen ● Teils lobulärer, kavitärer und destruktiver Befall ● Vergrößerte Parotis mit Honigwabenmuster ● Ektasien und Stenosen der Ausführungsgänge.

▶ **Sonoraphie**
Fibrotische Parenchymveränderungen ● Verminderte Echogenität.

▶ **Pathognomonische Befunde**
Parotisschwellung mit klein- bis mittelknotigem, wabenartigen Parenchymumbau ● Im weiteren Verlauf zunehmende Fibrosierung ● Neigung zur Steinbildung.

Sjögren-Syndrom

Abb. 116 Sjögren-Syndrom. Im CT nach KM-Gabe zeigt sich beidseits ein inhomogenes Drüsenparenchym bei verkleinerter Glandula parotidea beidseits als Zeichen der Fibrose.

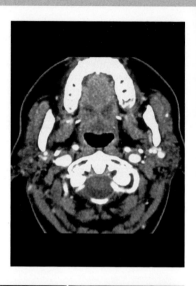

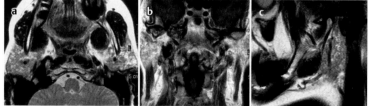

Abb. 117 a – c Im MRT zeigt sich in allen 3 Ebenen ein inhomogenes Drüsengewebe, insbesondere der linken Glandula parotidea mit in T2w hyperintensen kleinen zystischen Arealen (**a**).

Klinik

▶ **Typische Präsentation**
Meist Frauen mittleren bis hohen Alters ● Schmerzlose Schwellung der Speicheldrüsen ● „Sicca-Syndrom": Keratokonjunktivits sicca mit Xerophthalmie und Xerostomie ● Labor: SS-B-Ak, SS-A-Ak (70%) ● Rheumafaktoren (50%) ● Positiver Schirmer-Test ● Biopsie aus Lippeninnseite ● Bei sekundärer Form Symptome der Grunderkrankung (z. B. Arthritis, Sklerodermie).

▶ **Therapeutische Optionen**
Behandlung der Grunderkrankung bei sekundärem Typ. Förderung des Sekretionsreizes der Speicheldrüsen durch Kaugummi ● Künstlicher Speichel ● Augentropfen ● Viel Trinken ● Bromhexin (fördert Sekretion) ● Bei Abszedierung Operation.

Sjögren-Syndrom

▶ **Verlauf und Prognose**
Meist benigner Verlauf des primären Typs ● Entwicklung eines malignen Lymphoms (NHL) in 4–8 % der Fälle (S. 196) ● Prognose des sekundären Typs ist abhängig von der Grunderkrankung ● Komplikationen: Hornhautulzerationen, selten Vaskulitis, Nieren- oder Lungenbeteiligung.

▶ **Was will der Kliniker von mir wissen?**
Diagnosestellung ● Verbliebenes „vitales" Drüsengewebe ● Gangstenosen.

Differenzialdiagnose

Sarkoidose	– zervikale und mediastinale Lymphknoten – Parotisschwellung mit zystisch-soliden Veränderungen – KM-Enhancement der Granulome
benigne lymphoepitheliale Zysten bei HIV	– Parotisschwellung – multiple zystische Läsionen mit dünner Wand – teils zervikale Lymphadenopathie
Warthin-Tumor	– teils beidseitig – gut abgrenzbare zystisch-solide Raumforderung mit nodulärer Verdickung der Zystenwand – meist im posteriorkaudalen Drüsenanteil
Sialadenose	– Parotisschwellung – rarefiziertes, verengtes Gangsystem mit homogenem Parenchym

Typische Fehler

Verwechselung mit Sialadenose ● Pseudostenosen des Ductus parotideus durch Luftinjektion bei Sialographie.

Ausgewählte Literatur

Izumi M et al. MR imaging of the parotid gland in Sjogren's syndrome: a proposal for new diagnostic criteria. AJR 1996; 166: 1483–1487

Ohbayashi N et al. Sjogren syndrome: comparison of assessments with MR sialography and conventional sialography. Radiology 1998; 209: 683–688

Tonami H et al. MR sialography in patients with Sjogren syndrome. AJNR Am J Neuroradiol 1998; 19: 1199–1203

Speicheldrüsenabszess

Kurzdefinition

▶ **Epidemiologie**
Überwiegend in Glandula parotidea, seltener Glandula submandibularis • Keine Geschlechterpräferenz • Kein Altergipfel, aber etwas vermehrtes Auftreten bei Patienten über 40 Jahre • Prädisponierende Faktoren: verminderte Immunabwehr, Exsikkose, Sucht (z. B. Alkohol, Heroin, Barbiturate), Gangektasien, Gangobstruktion.

▶ **Ätiologie/Pathophysiologie/Pathogenese**
Entstehung im Rahmen einer Sialadenitis (meist aszendierende Entzündung) • Meist durch Staphylococcus aureus, Streptokokken, Peptostreptokokken, Mykobakterien • Bei Glandula submandibularis und sublingualis teils durch Zahninfektionen oder Infektion des Alveolarkammes, z. B. nach Zahnextraktion.

Zeichen der Bildgebung

▶ **Methode der Wahl**
Sonographie. CT, MRT bei unklaren Befunden oder Komplikationen.

▶ **Sonographie-Befund**
Vergrößerte Drüse mit echoarmer Struktur • Scharf bis unscharf begrenzte Raumforderung • Zentral echoleer oft mit dorsaler Schallverstärkung • Bei frischen Abszessen teils mit Binnenechos • Dünne Abszessmembran sonographisch oft nicht nachweisbar.

▶ **CT-Befund**
Vergrößerte hypodense Drüse mit verstärktem KM-Enhancement • Hypodenser, raumfordernder Bezirk mit KM anreichernder Membran • Teils mit Lufteinschlüssen • Evtl. Gangkonkremente.

▶ **MRT-Befund**
Vergrößerte Drüse • Unscharf demarkiert mit T2w-Signalanhebung und deutlichem KM-Enhancement • In T2w hyperintense und in T1w hypointense Formation mit Randenhancement der umgebenden Membran nach Gd-Gabe • Evtl. Suszeptibilitätsartefakte durch Gaseinschlüsse.

▶ **Pathognomonische Befunde**
Auftreibung der Speicheldrüse • Liquide, scharf bis unscharf begrenzte, meist ovaläre Raumforderung mit KM anreichernder Membran • Teils Lufteinschlüsse • Meist ödematöse Auftreibung von Corpus adiposum buccae, subkutanem Fettgewebe und M. masseter.

Klinik

▶ **Typische Präsentation**
Sehr schmerzhafte und gerötete Schwellung der Speicheldrüse mit Spannungsgefühl • Eindeutige Fluktuation als abszesstypisches Zeichen nur in 30 % der Fälle • Leukozytose • Fieber.

▶ **Therapeutische Optionen**
Peri- und postoperative i. v. Antibiotiose (Cephalosporine der 1. und 2. Generation) • Antiphlogistika • Analgetika • Abszessdrainage unter Fazialismonitoring mit Wund-

Speicheldrüsenabszess

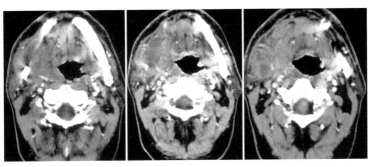

Abb. 118 Speicheldrüsenabszess. Im CT zeigt sich eine zentral hypodense, unscharf begrenzte, große Raumforderung rechts submandibulär mit einer KM anreichernden Membran. Angrenzende Verdichtung des Fettgewebes als Zeichen der entzündlichen Umgebungsreaktion.

spülung (Wasserstoffperoxid) • Probeexzision zur Histologiegewinnung und Abstrich sind obligat • Bei multiplen Abszessen evtl. Parotidektomie.

- **Verlauf und Prognose**
  Meist guter postoperativer Verlauf • Bei chronisch rezidivierenden Parotitiden besteht Rezidivgefahr.
- **Was will der Kliniker von mir wissen?**
  Diagnosestellung • Ausdehnung des Befundes • Gangkonkremente.

Differenzialdiagnose

Warthin-Tumor	– in 30% zystisches Erscheinungsbild mit papillär-nodulärer Verdickung der Zystenwand – inhomogene Binnenstruktur – schwaches bis deutliches KM-Enhancement
Mukoepidermoidkarzinom	– derbe, schmerzhaft Raumforderung, oft Fazialisparese – zur Umgebung schlecht abgrenzbar – schon früh Lymphknotenmetastasen – teils Zysten, Nekrosen, Einblutungen
lymphoepitheliale Zysten	– meist bei HIV – scharf begrenzte, homogene, zystische Raumforderung mit dünner Wand – oft beidseitig
Metastasen	– von HNO-Malignomen oder malignen Melanomen ausgehende peri- oder intraparotidale Lymphknotenmetastasen – oft multipel und mit zentralen Nekrosen – schmerzlos

Speicheldrüsenabszess

Typische Fehler

Teils schwierige Abgrenzung zum Mukoepidermoidkarzinom • In diesem Zusammenhang fehlerhafte Einschätzung reaktiver Lymphknotenvergrößerungen als Metastasen.

Ausgewählte Literatur

Gritzmann N et al. Sonography of the salivary glands. Eur Radiol 2003; 13: 964–975
Thiede O et al. Klinische Aspekte der abszedierenden Parotitis. HNO 2002; 50: 332–338
Yousem DM et al. Major Salivary Gland Imaging. Radiology 2000; 216: 19–29

Pleomorphes Adenom

Kurzdefinition

▶ **Epidemiologie**
80% aller Parotistumoren • In 20–30% sind andere Speicheldrüsen betroffen (6,5% Glandula submandibularis, 6,5% kleine Speicheldrüsen) • Meist im mittleren Lebensalter (30.–60. Lebensjahr) • Geschlechterverteilung: M:W= 1:2 • Entartungwahrscheinlichkeit liegt bei 5%.

▶ **Ätiologie/Pathophysiologie/Pathogenese**
Benigner Tumor myoepithelialen Ursprungs • Geht aus vom distalen Anteil des Parotisgangsystems inklusive der zwischengeschalteten Gänge und Azini • Langsam wachsende Parotisgeschwulst mit buntem epithelialen Zellbild.

Zeichen der Bildgebung

▶ **Methode der Wahl**
MRT

▶ **CT-Befund**
Nativ hyperdens zu umgebendem Speicheldrüsengewebe • Nach KM-Gabe kräftiges, oft inhomogenes Enhancement mit hypodensen Arealen (Nekrosen oder Schleimretention) • Gelegentlich Kalzifikationen.

▶ **MRT-Befund**
Hyperintense Raumforderung in T2w • T1w und PDw hypointenses bis intermediäres Signal • Hyperintense Areale in T1w entsprechen Einblutungen • Je nach Größe homogenes bis inhomogenes (Nekrosen) Enhancement nach Gd-Gabe.

▶ **Pathognomonische Befunde**
Scharf begrenzte ovaläre Raumforderung meist dorsokaudal in der Glandula parotidea • Kleine Adenome meist mit homogenem Parenchym und von Parotisgewebe umgeben • Große Adenome oft lobuliert mit birnenförmiger Konfiguration und Pelottierung des Parapharyngealraums • Mit zunehmender Größe inhomogenes Parenchym mit nekrotischen, eingebluteten oder kalzifizierten Arealen.
Sonderform: Eisbergtumor (syn.: Hanteltumor) • Hantelförmige Ausbreitung durch den Parapharyngelaraum bis in die Tonsillenloge.

Klinik

▶ **Typische Präsentation**
Meist schmerzlose Raumforderung der Wange (präaurikulär) • Glatt, solide, gut tast- und abgrenzbar • Durch stetiges Wachstum kompressionsbedingte Atrophie des umgebenden Gewebes • Meist ungestörte Speichelproduktion • Selten druckbedingte Paralyse des N. facialis.

▶ **Therapeutische Optionen**
Operative Entfernung des gesamten Tumors, möglichst mit angrenzendem Drüsengewebe, um Rezidive zu vermeiden • Bei alten Patienten mit Tumorumscheidung des N. facialis Radiatio.

Pleomorphes Adenom

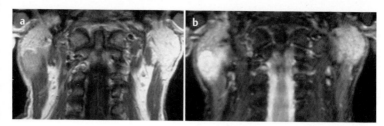

Abb. 119 a, b Pleomorphes Adenom. In T1w (**a**) scharf begrenzte, hypointense Raumforderung am rechten unteren Parotispol. In der STIR-Sequenz (**b**) hyperintenses Signal des Tumors.

Abb. 120 In T1w mit Fettsuppression zeigt die dorsal gelegene Raumforderung ein deutliches, teils inhomogenes Enhancement nach Gd-Gabe.

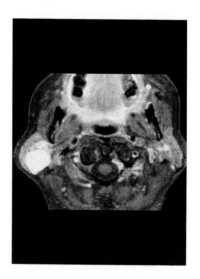

- **Prognose und Verlauf**

  In 5% der Fälle kommt es zu Rezidiven • In 5% maligne Entartung (insbesondere bei häufig rezidivierenden Tumoren).

- **Was will der Kliniker von mir wissen?**

  Diagnosestellung • Tumorausdehnung • Alteration des N. facialis.

Differenzialdiagnose

Warthin-Tumor	– teils beidseitig
	– gut abgrenzbare, zystisch-solide Raumforderung mit nodulärer Verdickung der Zystenwand
	– meist im posteriorkaudalen Drüsenanteil
adenoid-zystisches Karzinom (Zylindrom)	– diffuses, infiltratives Ausbreitungsmuster
	– frühzeitige Fazialisparese
	– oft Arrosion der V. retromandibularis
Mukoepidermoidkarzinom	– derbe, schmerzhafte Raumforderung
	– oft Fazialisparese
	– schlechte Abgrenzbarkeit zur Umgebung, schon früh Lymphknotenmetastasen
	– teils Zysten, Nekrosen, Einblutungen

Typische Fehler

Wegen inhomogener Struktur schwierige Abgrenzung von großen Adenomen zu malignen Tumoren. Tiefen Anteil der Glandula parotidea beachten!

Ausgewählte Literatur

Ikeda et al. The usefulness of MR in establishing the diagnosis of parotid pleomorphic adenoma. AJNR 1996; 17: 555–559

Phillips PP et al. Recurrent pleomorphic adenoma of the parotid gland: report of 125 cases and a review of the literature. Ann Otol Rhinol Laryngol 1995; 104: 100–141

Som PM et al. Benign and malignant parotid pleomorphic adenomas: CT and MR studies. J Comput Assist. Tomogr 1988; 12: 65–69

Lymphom der Speicheldrüsen

Kurzdefinition

▶ **Epidemiologie**
4–5% aller extranodalen Lymphommanifestationen betreffen die Speicheldrüsen ● 3,7% aller Tumoren der Glandula parotidea ● 70% in Glandula parotidea ● Im Kindesalter 40% Befall der Glandula parotidea bei NHL ● Bei Sjögren-Syndrom (S. 187) in 4–8% Entwicklung eines Lymphoms.

▶ **Ätiologie/Pathophysiologie/Pathogenese**
Überwiegend Non-Hodgkin-Lymphome ● Meist im Rahmen einer HIV-Infektion, einer systemischen Streuung oder bei chronischer myoepithelialer Parotitis (Sjögren-Syndrom) ● Meist als MALT-Lymphom (50%) ● Meist von den intraglandulären Lymphknoten ausgehend ● In 40% extranodaler Befall.

Zeichen der Bildgebung

▶ **Methode der Wahl**
MRT

▶ **MRT-Befund**
Noduär oder diffus konfigurierte, raumfordernde Verdichtung der Speicheldrüse ● Iso- bis hypointens in T1w ● Iso- bis hyperintens in T2w ● Mäßiges Enhancement nach Gd-Gabe.

▶ **CT-Befund**
Noduläre Masse meist mit zervikaler Lymphadenopathie und mäßigem KM-Enhancement ● Bei Parenchymbefall diffuse KM-Anreicherung.

▶ **Sonographie-Befund**
Zum normalen Drüsengewebe echoarme Raumforderung ● Homogene Echotextur bei nodalem und primärem Befall der Glandula parotidea ● Inhomogene Textur bei sekundärem Befall.

▶ **Pathognomonische Befunde**
Das Drüsenparenchym verdrängende Lymphknotenkonglomerate mit kleinen Ausläufern nach parapharyngeal bei nodalem Befall ● Diffuse inhomogen Drüsenschwellung mit zum Teil eingestreuten kleinzystischen Arealen bei extranodalem Befall.

Klinik

▶ **Typische Präsentation**
Öfter Frauen als Männer betroffen ● Meist in 5.–6. Lebensdekade ● Bei nodalem Befall kontinuierliche Schwellung der Drüse ● Bei extranodalem Befall rezidivierende Schwellung der Drüse ● B-Symptomatik ● Selten Fazialisparese.

▶ **Therapeutische Optionen**
Bei extranodalem Speicheldrüsenbefall komplette Tumorresektion mit postoperativer Radiatio ● Bei nodalem Befall kein Benefit durch invasive chirurgische Therapie ● Bei MALT-Lymphomen Kombination aus Chemotherapie und Radiatio.

Lymphom der Speicheldrüsen

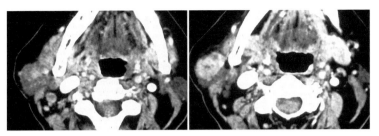

Abb. 121 Lymphom. Im CT noduläre, KM anreichernde Raumforderungen der rechten Glandula parotidea mit zentraler Nekrose des größten Lymphomherdes

▶ **Verlauf und Prognose**
Bessere Prognose bei extranodalem Befall, hierbei geringere Rezidivrate und seltener disseminierte Ausbreitung • Bei nodalem Befall 50% Letalität trotz Therapie • Fünffach höhere Rezidivrate bei nodalem Befall • Bessere Prognose bei MALT-Lymphomen.

▶ **Was will der Kliniker von mir wissen?**
Diagnosestellung • Befundausdehnung • Zeichen eines nodalen oder extranodalen Befalls • Zervikale Lympnadenopathie.

Differenzialdiagnose

Metastasen	– oft bei malignem Melanom und Plattenepithelkarzinomen der Haut
	– multilokuläres Auftreten möglich
	– 4,3% der soliden Tumoren der Parotis
adenoid-zystisches Karzinom (Zylindrom)	– diffuses, infiltratives Ausbreitungsmuster
	– frühzeitige Fazialisparese
	– oft Arrosion der V. retromandibularis
Karzinom	– bei High-grade-Karzinomen invasives Wachstum und unscharfe Begrenzung mit inhomogenem KM-Enhancement

Typische Fehler

Bei nodulärem Befall schlecht von Metastasen zu unterscheiden.

Ausgewählte Literatur

Jaehne M et al. The clinical presentation of non-Hodgkin lymphomas of the major salivary glands. Acta Orolaryngol 2001; 121: 647–651

Rodriguez M. Computed tomography, magnetic resonance imaging and positron emission tomography in non-Hodgkin's lymphoma. Acta Radiol 1998; 39: 1–36

8 Lymphom der Speicheldrüsen

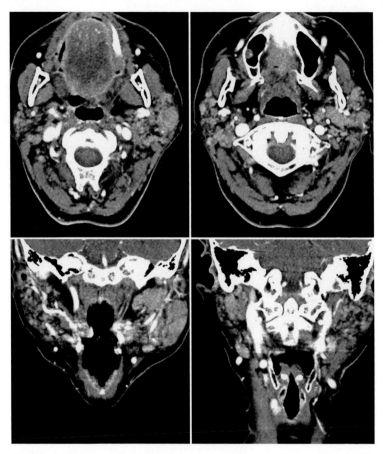

Abb. 122 30-jähriger Patient mit NHL. Kleinnodulärer Lymphombefall der rechten Glandula parotidea und großknotige Lymphomherde in der linken Glandula parotidea. Angrenzende retromandibuläre und zervikale Lymphadenopathie.

Tonami H et al. Clinical and imaging findings of lymphoma in patients with Sjögren syndrome. J Comput Assist Tomogr 2003; 27 (4): 517–524
Tonami H et al. Mucosa-associated lymphoid tissue lymphoma in Sjögren's syndrome: Initial and follow-up imaging features. AJR 2002; 179: 485–489

Speicheldrüsenkarzinom

Kurzdefinition

▶ **Epidemiologie**
Je kleiner die Drüse, desto wahrscheinlicher ist ein Tumor maligne:
- 50–80% in der Glandula sublingualis und in kleinen Speicheldrüsen (40% Mukoepidermoidkarzinom, 40% adenoidzystisches Karzinom, 5% Azinuszellkarzinom)
- 40–50% in der Glandula submandibularis (meist adenoidzystische Karzinom)
- 20–25% in der Glandula parotidea (60% Mukoepidermoidkarzinom, 15% Azinuszellkarzinom, 5% adenoidzystisches Karzinom)

▶ **Ätiologie/Pathophysiologie/Pathogenese**
Mukoepidermoidkarzinom: Geht aus vom duktalen Epithel • Meist Low-grade-Malignität mit langsamem Wachstum • Selten High-grade-Malignität mit schnellem Wachstum und früher lymphogener Metastasierung.
Adenokarzinom: Langsam wachsender Tumor.
Adenoidzystisches Karzinom: Langsam, oft perineural wachsender Tumor.
Azinuszellkarzinom: Geht aus von duktalen Zellen • Altersgipfel: meist in 4.–5. Lebensdekade • Geschlechterverhältnis: M:W = 1:2 • Langsam wachsend • In 3% beidseitig.
Plattenepithelkarzinom: Selten • Meist auf dem Boden einer chronischen Sialadenitis • Schnelles Wachstum • Geschlechterverhältnis: M:W = 2:1 • Altersgipfel: meist ab 6. Lebensdekade.

Klassifikation:
- Stadium T1: ≤2 cm, keine extraparenchymatöse Ausbreitung
- Stadium T2: 2–4 cm, keine extraparenchymatöse Ausbreitung
- Stadium T3: über 4 cm und/oder extraparenchymatöse Ausbreitung
- Stadium T4a: Infiltration von Haut, Unterkiefer, äußerem Gehörgang, N. facialis
- Stadium T4b: Infiltration von Schädelbasis, Processus pterygoideus, A. carotis interna

Zeichen der Bildgebung

▶ **Methode der Wahl**
MRT, CT

▶ **CT-Befund**
- Low-grade-Karzinom: gut abgrenzbar • Meist homogener, mäßig KM anreichernder Tumor
- High-grade-Karzinom: invasives Wachstum • Unscharf begrenzt • Inhomogenes KM-Enhancement

▶ **MRT-Befund**
High-grade-Karzinome zeigen inhomogenes Signal in T2w und T1w mit inhomogenem Enhancement nach Gd-Gabe • Hohes Signal in T2w entspricht zystischen und nekrotischen Arealen (v.a. bei Mukoepidermoidkarzinom und Plattenepithelkarzinom) • Tumorausdehnung am besten in der nativen T1w beurteilbar.

Speicheldrüsenkarzinom

Abb. 123 Parotiskarzinom. Patient mit großer solider Raumforderung mit deutlicher KM-Aufnahme in der linken Glandula parotidea.

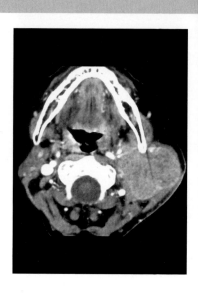

▶ **Pathognomonische Befunde**
Wichtigstes Kriterium ist invasives Wachstum • Inhomogenes KM-Enhancement • Low-grade-Malignome meist gut vom umgebendem Drüsengewebe abgrenzbar • Azinuszellkarzinom meist mit umgebender Kapsel • Beim Mukoepidermoikarzinom teils Verkalkungen und zystische Areale • Definitive Unterscheidung nur histologisch möglich.

Klinik

▶ **Typische Präsentation**
Unterschiedlich schnell zunehmende, derbe Schwellung der Speicheldrüse • Meist Schmerzen (Azinuszellkarzinom meist schmerzlos) • Oft Fazialisparese (Mukoepidermoidkarzinom, Adenokarzinom, Plattenepithelkarzinom) • Teils weitere Hirnnervenausfälle (N. trigeminus V3, insbesondere beim adenoidzystischen Karzinom).

▶ **Therapeutische Optionen**
Tumorresektion im Gesunden • Bei Azinuszellkarzinom und undifferenzierten Karzinomen oft totale Parotidektomie mit Opferung von Fazialisästen oder des gesamten Nervs und anschließender Radiatio • Bei Metastasen „neck dissection" • Bei Inoperabilität primäre Bestrahlung.

▶ **Prognose und Verlauf**
Überlebensrate ist abhängig vom Tumorgrad:
- Mukoepidermoidkarzinom: 5-Jahre-Überlebensrate bei Low-grade-Karzinom 90 %, bei High-grade-Karzinom 40 % • In 15 % Rezidiv
- Adenokarzinom: frühe Fazialisparese • Oft Infiltration der V. retromandibularis und später der Pterygoidmuskulatur und der A. carotis interna

Speicheldrüsenkarzinom

- adenoidzystisches Karzinom: 10-Jahre-Überlebensrate ca. 65% • Frühe Fazialisparese • Selten regionale Lymphknotenmetastasen • Hämatogene Metastasen in Lunge und Skelett
- Plattenepithelkarzinom: bei Diagnosestellung meist schon ausgedehnter regionaler Lymphknotenbefall und Fernmetastasen
- Azinuszellkarzinom: hämatogene Metastasen in Lunge und Skelett sowie regionale Lymphknotenmetastasen

▶ **Was will der Kliniker von mir wissen?**
Intra- oder extraparenchymatöses Wachstum • Lymphknotenmetastasen • Fernmetastasen • Perineurales Wachstumsmuster (N. facialis ab Foramen stylomastoideum verfolgen).

Differenzialdiagnose

pleomorphes Adenom	– scharf begrenzter Tumor, meist oval, teils nekrotische und kalzifizierte Areale
	– cave: in 5% maligne Transformation mit schnellem Tumorwachstum
Warthin-Tumor	– teils beidseitig
	– gut abgrenzbare zystisch-solide Raumforderung mit nodulärer Verdickung der Zystenwand
	– meist im posteriorkaudalen Drüsenanteil
Lymphom	– selten
	– umschriebenes KM-Enhancement bei intraparotidalem Lymphknotenbefall
	– diffuses KM-Enhancement bei Parenchymbefall
Metastasen	– von HNO-Malignomen oder malignen Melanomen ausgehende peri- oder intraparotidale Lymphknotenmetastasen
	– oft multipel und mit zentralen Nekrosen

Typische Fehler

Differenzierung der Malignome meist nur histologisch möglich.

Ausgewählte Literatur

Casselmann JW, Mancuso AA. Major salivary gland masses: comparison of MR imaging and CT. Radiology 1987; 165: 183–189

Freling NJ et al. Malignant parotid tumors: clinical use of MR imaging and histologic correlation. Radiology 1992; 185: 691–696

Yousem DM et al. Major salivary gland imaging. Radiology 2000; 216: 19–29

Laterale Halszyste

Kurzdefinition

▶ **Epidemiologie**
Mit 90–95 % häufigste der branchiogenen Fehlbildungen (Zysten und Fisteln) • Beim Neugeborenen meist klinisch stumm • Diagnose oft erst bei Jugendlichen und Erwachsenen • Erstdiagnose meist im 20.–40. Lebensjahr.

▶ **Ätiologie/Pathophysiologie/Pathogenese**
Zyste im lateralen Halsdreieck • Geht hervor aus dem 2. (selten 3.) Kiemenbogen • In der 6. Woche (Embryogenese) überwächst der 2. den 3. und 4. Kiemenbogen sowie die 2.–4. Kiemenfurche • Bei Persistenz der Verbindungen entstehen Zysten/Fisteln.

Zeichen der Bildgebung

▶ **Methode der Wahl**
MRT, CT

▶ **CT-Befund**
Meist zystische Raumforderung (10–25 HE) lateral der Gefäß-Nerven-Scheide (bis zu 10 cm Durchmesser) • Verlagert die Glandula submandibularis anteromedial und den M. sternocleidomastoideus posterolateral • Häufig kieferwinkelnah, seltener parapharyngeal oder ventral der Gefäß-Nerven-Scheide • Selten septiert oder eingeblutet (Dichte!) • Anreicherung nach KM-Gabe in der verdickten Wand nur bei Infektion.

▶ **MRT-Befund**
T1w Signal von Protein-/Blutgehalt abhängig (niedrig = hypointens, hoch = hyperintens) • T2w hyperintens • Glatt begrenzte Raumforderung ohne Infiltration • Kräftiges Enhancement der Wand nach Gd-Gabe nur bei Infektion.

▶ **Pathognomonische Befunde**
Glatt berandete, nicht KM aufnehmende Zyste medial der Gefäß-Nerven-Scheide ventral des M. sternocleidomastoideus und dorsal der Glandula submandibularis.

Klinik

▶ **Typische Präsentation**
Weiche, meist asymptomatische Raumforderung im Bereich des Kieferwinkels oder lateral am Hals • Kann sich infizieren • Dann Schmerzen und Lymphknotenschwellung • Fistelgänge zur Hautoberfläche bereits bei Geburt sichtbar • Evtl. Entleerung von Schleim.

▶ **Therapeutische Optionen**
Vollständige Zystektomie mit ausreichendem Resektionsrand, um mögliche Fistelgänge mit zu entfernen.

▶ **Verlauf und Prognose**
Nach vollständiger Resektion exzellente Prognose • Bei Infektion chirurgische Entfernung erschwert.

Laterale Halszyste

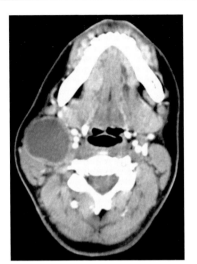

Abb. 124 Infizierte laterale Halszyste. CT nach KM-Gabe. Zyste auf Höhe des rechten Kieferwinkels. Zentral hypodens mit verdickter, KM anreichernder Wand. Der M. sternocleidomastoideus wird nach posterolateral und die Gefäß-Nerven-Scheide nach medial verlagert.

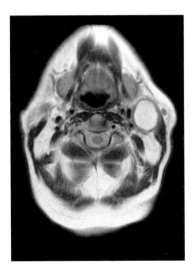

Abb. 125 Natives T2w MRT. Laterale Halszyste links submandibulär. Zentral deutlich hyperintens mit intermediär signalgebender Zystenwand. Der M. sternocleidomastoideus wird nach posterolateral, die Gefäß-Nerven-Scheide nach medial und die Glandula submandibularis nach ventral verlagert.

Laterale Halszyste

Differenzialdiagnose

entzündliche oder maligne Lymphknotenvergrößerung	– zentrale KM-Aufnahme (nicht wenn zentral nekrotisch) – meist multipel entlang der Gefäße
zystisches Hygrom	– meist multilokulär – ist oft größer und septiert – meist bei Kindern unter 2 Jahren
Abszess	– meist entzündliche Reaktion des umliegenden Gewebes
Hämatom	– keine KM anreichernde Wand – Signalveränderungen
Thymuszyste	– weiter kaudal und innerhalb der Gefäß-Nerven-Scheide – zystischer, teils schwammartig imponierender Tumor
zystisches Neurinom	– lateral der Gefäß-Nerven-Scheide

Typische Fehler

Verwechslung mit nicht präformiertem Abszess/Hämatom • Unterscheidungsmerkmal: Lagebeziehung zur Gefäßnervenscheide.

Ausgewählte Literatur

Dernis HP, Bozec H, Halimi P, Vilde F, Bonfils P. Cyst of the parapharyngeal space arising from the branchial arches. Ann Otolaryngol Chir Cervicofac 2004; 121(3): 175–178

Girvigian MR, Rechdouni AK, Zeger GD, Segall H, Rice DH, Petrovich Z. Squamous cell carcinoma arising in a second branchial cleft cyst. Am J Clin Oncol 2004; 27(1): 96–100

Lev S, Lev MH. Imaging of cystic lesions. Radiol Clin North Am 2000; 38(5): 1013–1027

Zervikales Hämatom

Kurzdefinition

▶ **Epidemiologie**
Keine Geschlechterpräferenz ● Häufig in der 5. Lebensdekade ● 2–4% Spontanblutung nach Antikoagulation ● In bis zu 1% der Fälle Verletzung der A. carotis, dann mit 20–40% Mortalität.

▶ **Ätiologie/Pathophysiologie/Pathogenese**
Einblutung in das Parenchym zervikaler Organe, in Faszienräume oder Weichteile ● Über 40% iatrogen (Verletzung, Antikoagulation) ● 25% traumatisch (Ruptur, Fraktur) ● 5% entzündlich (Erosion) ● Seltener tumorbedingt (Schilddrüsen-, Nebenschilddrüsen-Adenom) oder spontan (13% hämorrhagische Diathese und Hämophilie, 15% massives Erbrechen, starke Husten- und Niesanfälle).

Zeichen der Bildgebung

▶ **Methode der Wahl**
CT, MRT

▶ **CT-Befund**
Hyperakut bis subakut hyperdense Raumforderung (40–80 HE) ● Evtl. ohne Organ- oder Strukturbezug ● Keine Anreicherung nach KM-Gabe außer bei aktiver Blutung mit KM-Extravasation.

▶ **MRT-Befund**
Stadienabhängige Differenzierung von Blutabbauprodukten:
- hyperakut und subakut: Signalanstieg in T2w
- akut und chronisch: Signalabnahme in T2w
- hyperakut und akut: Signal intermediär in T1w
- subakut: Signalanstieg in T1w
- chronisch: Signalabfall in T1w

In GE-Sequenz Suszeptibilitätsartefakte (Blutabbauprodukte).

▶ **Ausgewählte Normwerte**
Konventionelle Röntgenaufnahmen (Sagittaldurchmesser): Prävertebralraum 1–7 mm (Höhe C2), Retrotrachealraum 9–21 mm (Höhe C6), Larynxeingang 15–23 mm, Glottiseingang 17–25 mm, Trachea 14–20 mm. Bei Verbreiterung bzw. Verlagerung an Hämatom denken.

▶ **Pathognomonische Befunde**
Zervikale hyperdense Raumforderung ohne Organbezug ● Nativ T1w und T2w signalreiche Raumforderung mit Suszeptibilitätsartefakten (Blutabbauprodukte) in GE-Sequenz.

Klinik

▶ **Typische Präsentation**
Symptome zugrunde liegender Erkrankung oder Verletzung ● 3 Hauptsymptome: Luftwegseinengung (80%), Schwellung (meist anteriore Trachealverlagerung), subkutan sichtbares Hämatom am Hals und oberen Thorax ● Bei Trauma in ca. 25% assoziierter Hämatopneumothorax.

9 Zervikales Hämatom

Abb. 126 Zervikales Hämatom. CT nach KM-Gabe. Schwellung des rechten M. sternocleidomastoideus und Verlegung der umgebenden Fetträume. Keine KM-Aufnahme. Das Hämatom stellt sich isodens zum umgebenden Muskelgewebe dar. Vollständig komprimierte V. jugularis interna rechts.

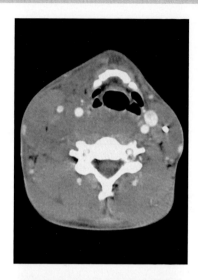

Abb. 127 CT nach KM-Gabe (gleicher Patient). Schwellung der gesamten rechten zervikalen Halsweichteile mit Kompression der umgebenden Strukturen. Konsekutiv asymmetrische Verlagerung des Schildknorpels nach links.

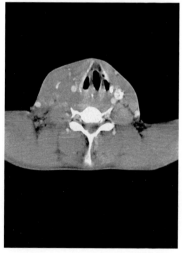

▶ **Therapeutische Optionen**
Intubation/Tracheotomie bei Atemnot • Konservative Behandlung • Blutungsstillung durch Gefäßkompression oder -ligatur • Hämatomausräumung • Aspiration.

▶ **Verlauf und Prognose**
Prognose je nach Behandlungszeitpunkt sehr gut (57%) bis fatal (22%) • Infektionsgefahr nach Hämatomausräumung.

Differenzialdiagnose

Abszess	– kräftige und typisch ringförmige KM-Aufnahme
Neoplasie	– KM aufnehmend, teilweise zentral nekrotisch
	– Ausbreitung meist nicht entlang von Faszien
entzündliche oder maligne Lymphknotenschwellung	– meist multipel oder konglomeratartig
	– KM-Aufnahme
	– eher rundlich
	– breitet sich nicht entlang von Faszien aus

Typische Fehler

Bei der CT der HWS nach Trauma werden zervikale Hämatome bei Konzentration der Diagnostik auf die Wirbelsäule (Analyse nur im Knochenfenster) leicht übersehen.

Ausgewählte Literatur

Delank KW. Blutungen im HNO-Bereich: Fachspezifische und interdisziplinäre Aspekte. HNO 2005; 53(2): 187–197

Paleri V, Maroju RS, Ali MS, Ruckley RW. Spontaneous retro- and parapharyngeal haematoma caused by intrathyroid bleed. J Laryngol Otol 2002; 116(10): 854–858

White P, Seymour R, Powell N. MRI assessment of the pre-vertebral soft tissues in acute cervical spine trauma. Br J Radiol 1999; 72(860): 818–823

Jugularvenenthrombose

Kurzdefinition

▶ **Epidemiologie**
Annähernd jedes Alter • Keine Geschlechterpräferenz • 5% aller Thrombosen • Meist iatrogen (z. B. durch Katheter, Herzschrittmacher oder Bestrahlung) • Entzündliche Genese heute selten.

▶ **Ätiologie/Pathophysiologie/Pathogenese**
Akuter, subakuter oder chronischer Verschluss der V. jugularis interna durch Thrombosierung • 3 Ursachen (Virchow-Trias):
- endothelialer Defekt (z. B. durch Dauerkatheter, i. v. Drogenabusus)
- Verlangsamung bis Stase des Blutflusses (z. B. durch Tumorkompression oder invasion)
- Gerinnungsstörung (z. B. bei Tumoren)

Zeichen der Bildgebung

▶ **Methode der Wahl**
CT, MRT

▶ **CT-Befund**
Akut/subakut meist kalibervergrößerte Vene mit zentral verminderter Dichte (Thrombus im Lumen) • Begleitende Fettgewebeverdichtung • Nach KM-Gabe kontrastiertes Blut als Saum um Thrombus • Chronisch zunehmende Gefäßobliteration bis zum vollständigen Verschluss oder zur Kollateralbildung • Bei Thrombophlebitis Anreicherung der Venenwand • Evtl. Abszessbildung.

▶ **MRT-Befund**
- akut/subakut: Raumforderung mit charakteristischer Blut-Thrombus-Signalgebung • Umgebender T2w SI-Anstieg
- chronisch: Tw1 SI in der Vene steigt, T2w SI sinkt (Blutabbau)
- MRA: fehlendes Flusssignal bzw. intraluminale Aussparung

▶ **Ausgewählte Normwerte**
Normaler Durchmesser der V. jugularis interna inter- und intraindividuell sehr variabel • Rechts: 12 mm (Spannweite: 6–23 mm) • Links: 10,5 mm (Spannweite: 5–19 mm).

▶ **Pathognomonische Befunde**
(Teilumspülter) Thrombus im Lumen der V. jugularis interna.

Klinik

▶ **Typische Präsentation**
- Zufallsbefund: Schwellung am Hals • lateral, infrahyoidal oder supraklavikulär
- paraneoplastisch (Trousseau-Syndrom)
- durch tumorbedingte Kompression/Infiltration
- akute Thrombophlebitis: Fieber • Weiche, schmerzhafte Schwellung (DD Abszess) • Schonhaltung • selten fulminante Sepsis
- chronische Jugularvenenthrombose: harte, nicht immer schmerzhafte Schwellung (DD Neoplasie)

Jugularvenenthrombose

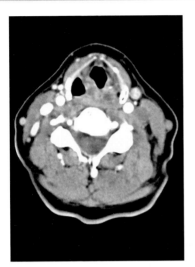

Abb. 128 Jugularvenenthrombose. CT nach KM-Gabe. Durch älteren Thrombus vollständig verschlossene V. jugularis interna links. Der Venendurchmesser ist im Vergleich zur Gegenseite unverändert. Das Lumen wird nicht von KM durchströmt und ist leicht hypodens zum umgebenden Muskel. Lumenerweiterung der als Kollaterale dienenden ipsilateralen V. jugularis externa.

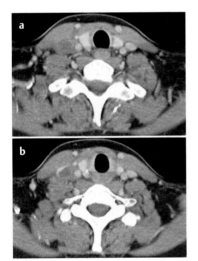

Abb. 129 a, b CT nach KM-Gabe. Frischer Thrombus in der rechten V. jugularis interna (**a**). Der Venendurchmesser ist im Vergleich zur Gegenseite vergrößert und der Thrombus ist deutlich hypodens zum umgebenden Muskelgewebe. In einer etwas weiter kranial gelegenen Schicht (**b**) zeigt sich um den umspülten Thrombus ein dünner, sichelförmiger KM-Saum.

Jugularvenenthrombose

▶ **Therapeutische Optionen**
Antibiose (aerob und anaerob) zur Infektionsbehandlung und prävention ● Antikoagulation (Heparin 30 000 IE/d für 10 Tage) möglich ● Selten Resektion oder Ligatur der Vene, da nur sehr selten Lungenembolien aus oberem Kreislauf ● Meist spontane Rekanalisierung bzw. Kollateralbildung.

▶ **Verlauf und Prognose**
Meist erst bis zu 2 Wochen Thrombophlebitis, dann Thrombose ● Grunderkrankung oft limitierender Faktor.

Differenzialdiagnose

Abszess	– selten tubulär
	– kräftigere KM-Aufnahme
	– Vene angrenzend oder an anderer Stelle nachweisbar
Neoplasie (wenn nekrotisch)	– fast nie tubulär
	– T1w meist niedrigere SI als Thrombose
	– Vene angrenzend oder an anderer Stelle nachweisbar
entzündliche oder maligne Lymphknotenschwellung	– meist multipel oder konglomeratartig
	– KM-Aufnahme
	– entlang der oft regelrecht abgrenzbaren Vene

Typische Fehler

Bei akuter Thrombophlebitis und KM aufnehmender Wand Verwechslung mit Abszess.

Ausgewählte Literatur

Boedeker CC, Ridder GJ, Weerda N, Maier W, Klenzner T, Schipper J. Ätiologie und Management von Thrombosen der Vena jugularis interna. Laryngorhinootologie 2004; 83(11): 743–749

Mamede RC, de Oliveira Resende E Almeida K, de Mello-Filho FV. Neck mass due to thrombosis of the jugular vein in patients with cancer. Otolaryngol Head Neck Surg 2004; 131(6): 968–972

Tajima H, Murata S, Kumazaki T, Ichikawa K, Tajiri T, Yamamoto Y. Successful interventional treatment of acute internal jugular vein thrombosis. AJR Am J Roentgenol 2004; 182(2): 467–469

Aneurysma/Dissektion der A. carotis interna (ACI)

Kurzdefinition

- **Epidemiologie**
  Inzidenz: 1–5% • Bei 10–20% junger Apoplex-Patienten • Frauen häufiger betroffen als Männer.
- **Ätiologie/Pathophysiologie/Pathogenese**
  Pathologische Aufweitung/Delamination der Gefäßwand der ACI. Bei der Dissektion werden 3 Formen unterschieden: stenosierend, okklusiv und aneurysmatisch (50%) • In 25–33% der Fälle entwickelt sich ein Pseudoaneurysma • ACI-Aneurysmen und Dissektionen liegen zum Großteil extrakraniell.
    - Aneurysma: meist atherosklerotisch • Seltener Trauma oder entzündlich • Sehr selten mykotisch
    - Dissektion: oft spontan oder nach Trauma • iatrogen • Intrinsisch (α-1-Antitrypsin-Mangel, Marfan- und Ehlers-Danlos-Syndrom)

Zeichen der Bildgebung

- **Methode der Wahl**
  MRT/MRA, CT/CTA
- **CT-Befund**
  Aneurysma: Zwischen AC-Bifurkation und Sinus cavernosus • Meist Atherosklerose: ringförmige Kalzifikation • Aufweitung der ACI • Evtl. atherosklerotische Wandveränderungen.
  Dissektion: Goldstandard ist die intraarterielle Angiographie • Falsches Lumen hypodens • KM aufnehmender Ring (Vasa vasorum).
- **MRT-Befund**
  Aneurysma: Raumforderung mit ACI-assoziiertem Signalverlust in T1w und T2w Bild • Teilthrombosierung mit partiellem T1w Signalanstieg • Fusiforme Lumenverjüngung.
  Dissektion: Leitsequenz ist T1w mit Fettunterdrückung • Exzentrischer, in T1w und T2w signalreicher Ring (intramurales Hämatom) • Evtl. okklusiv und zentral „flow void".
- **Ausgewählte Normwerte**
  Normaler Durchmesser der A. carotis interna: ca. 4,6 ± 0,7 mm.
- **Pathognomonische Befunde**
  Aneurysma: „Flow void" in Raumforderung mit Verbindung zur ACI.
  Dissektion: Intimale Septierung innerhalb des Lumens der ACI.

Klinik

- **Typische Präsentation**
  Kopfschmerzen • Tinnitus • Migränesymptome und Doppelbilder • Aneurysma: Pulsierende parapharyngeale Raumforderung • Dissektion: TIA-, PRIND- und Apoplex-Symptomatik • Fokales neurologisches Defizit mit Hirnnervenbeteiligung in 12%, meist V und/oder Kombinationen: z. B. III, IV, VI (okular) oder IX, X, XI, XII (kaudale Hirnnerven).

9 Aneurysma/Dissektion der A. carotis interna (ACI)

Abb. 130 Dissektion der A. carotis interna links direkt unterhalb der Schädelbasis. Native T2w. Typische signalangehobene Darstellung des sichelförmigen, nahezu den gesamten Gefäßumfang betreffenden intramuralen Wandhämatoms. Signalhypointense Darstellung („flow void") des residuell durchströmten Gefäßlumens. Nebenbefund: Retinierte Flüssigkeit im linken Mastoid (Signalhyperintens).

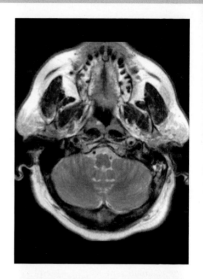

Abb. 131 Native, fettsupprimierte T1w (gleicher Patient). Noch deutlichere Darstellung des oben beschriebenen, frischen Wandhämatoms als exzentrischer signalhyperintenser Ring.

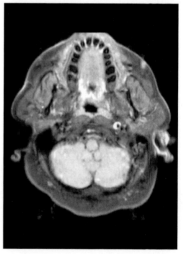

Aneurysma/Dissektion der A. carotis interna (ACI)

- **Therapeutische Optionen**
  Aneurysma: Je nach Lokalisation operativ, angiographisch oder konservativ • Stent-Applikation kann Prognose verbessern • Antikoagulation verbessert Prognose.
  Dissektion: Möglichst frühe Antikoagulation • Selten ist Operation oder Stent-Applikation notwendig.
- **Verlauf und Prognose**
  Aneurysma: Bei Antikoagulation gute Prognose • Rupturiert selten.
  Dissektion: Bei Antikoagulation 50% Spontanheilung • Rezidive sehr selten.

Differenzialdiagnose

Paragangliom	– T2w hyperintens; T1w iso-, hyperintens zum Muskel – lineare Signalauslöschungen (wie bei Hämangiomen)
pleomorphes Adenom	– inhomogen – unschärfer begrenzt – Matrixverkalkungen
Neurinom, Meningeom	– langsamere KM-Anflutung – Matrixverkalkungen
vaskuläre Pseudotumoren (Ektasie, Torquierung, Dopplung)	– schwer abzugrenzen, da ebenfalls ACI-assoziiert – Morphologie (evtl. Angiographie)

Typische Fehler

Ein radiologisch nicht eindeutig ausgeschlossenes ACI-Aneurysma kann bei Operation im Parapharyngealraum zu fatalen Komplikationen führen.

Ausgewählte Literatur

Bakhos D, Lescanne E, Cottier JP, Beutter P, Moriniere S. Extracranial internal carotid artery aneurysm. Ann Otolaryngol Chir Cervicofac 2004; 121(4): 245–248

Jewells V, Castillo M. MR angiography of the extracranial circulation. Magn Reson Imaging Clin N Am 2003; 11(4): 585–597

Pelkonen O, Tikkakoski T, Pyhtinen J, Sotaniemi K. Cerebral CT and MRI findings in cervicocephalic artery dissection. Acta Radiol 2004; 45(3): 259–265

9 Zervikaler Abszess, Phlegmone

Kurzdefinition

- **Epidemiologie**
  Alle Altersgruppen sind betroffen • Bei Kindern oft retropharyngeal (Schädelbasis bis BWK4!) • In 50% keine Identifizierung des Primärherdes • Oft β-hämolysierende Streptokokken.

- **Ätiologie/Pathophysiologie/Pathogenese**
  Abgekapselte (Abszess) oder freie (Phlegmone) Ausbreitung einer Entzündung • Kontinuierliche Ausbreitung von Entzündungen der oberen Atemwege (z.B. Tonsillitis, Pharyngitis, Sialadenitis, Glossitis) oder der Zähne • Mitunter auch extrakapsuläre Ausbreitung einer zervikalen Lymphadenitis entlang der Gefäß-Nerven-Scheide oder des hinteren Halsdreiecks • Seltener bei transjugulärem i.v. Drogenabusus.

Zeichen der Bildgebung

- **Methode der Wahl**
  CT, MRT
- **CT-Befund**
  Unscharfe, diffuse Fettgewebsobliteration (Phlegmone) oder wandständig KM aufnehmende uni- oder multilokuläre Flüssigkeits- und Gasansammlungen mit umgebendem Ödem (Abszess) • Zysteninhalt serös-exsudativ oder eitrig (Dichte: > 30 HE).
- **MRT-Befund**
  Fettgewebeinfiltration in T1w hypointens und in T2w hyperintens • Unscharfe, diffuse Darstellung anatomischer Strukturen • Ausbreitung entlang faszialer Strukturen meist nach kaudal bis in das Mediastinum (Phlegmone) • Abszesse reichern KM im Randbereich an und respektieren anatomische Grenzen nicht.
- **Pathognomonische Befunde**
  - Abszess: Prozess mit KM aufnehmendem entzündlichen Randwall und evtl. kleinen Gas-Flüssigkeit-Spiegeln
  - Phlegmone: diffuse Verdichtung und KM-Anreicherung entlang faszialer Strukturen

Klinik

- **Typische Präsentation**
  Über 50% der Patienten bei Diagnosestellung aufgrund von Entzündungen der Mundhöhle (Zähne), des Oropharynx (Tonsillen) oder des Halses schon antibiotisch behandelt • Starke Halsschmerzen • Nackenschmerzen und -steifigkeit • Fieber.
- **Therapeutische Optionen**
  Inzisionsdrainage • Hochdosierte i.v. Antibiose.
- **Verlauf und Prognose**
  - Abszess: Nach Drainage (Punktion) und Antibiose gute Prognose
  - Phlegmone: Weniger gute Prognose • Gefahr der deszendierenden nekrotisierenden Mediastinitis und Fasziitis

Zervikaler Abszess, Phlegmone

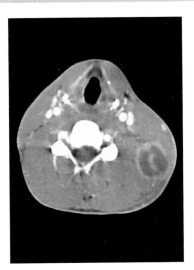

Abb. 132 27-jähriger Patient mit septischer Granulomatose. CT nach KM-Gabe. Links dorsal des M. sternocleidomastoideus großer, rundlicher Abszess mit ringförmig stark KM anreichernder Wand. Die Abszesshöhle ist hypodens und septiert.

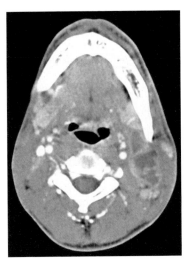

Abb. 133 CT nach KM-Gabe. Mehrfach septierter Abszess links retromandibulär auf Höhe des Kieferwinkels. Typisches Bild zentraler hypodenser (liquider) Areale mit KM anreichernden Wandbegrenzungen. Umgebende Weichteilschwellung.

Zervikaler Abszess, Phlegmone

Differenzialdiagnose

parapharyngeale Entzündung	– inhomogen KM aufnehmendes Fettgewebe („dirty fat") – keine ringförmig KM aufnehmende Abszesswand
primäre Zysten (branchiogen, Dermoid-, Epidermoid-)	– oft flüssigkeitsäquivalente homogene Binnenstruktur – nur bei Superinfektion KM aufnehmende Wand
benigner Tumor (z. B. zystisch-regressives Adenom)	– inhomogene Binnenstruktur, diffuse KM-Aufnahme – glatt berandet – SI in T1w hypo-, in T2w hyperintens
Karzinome (Mukoepidermoid, adeniod-zystisches, Azinuszell)	– Binnenstruktur inhomogen und KM-Aufnahme diffus – unscharfer, nicht die Faszien respektierender Rand
einschmelzende Lymphknoten	– multiple Lymphknoten – Fettgewebe normal

Typische Fehler

Mediastinale und retropharyngeale Ausbreitung nicht beachtet, insbesondere bei Kindern.

Ausgewählte Literatur

Ashar A. Odontogenic cervical necrotizing fasciitis. J Coll Physicians Surg Pak 2004; 14(2): 119–121

Mihos P, Potaris K, Gakidis I, Papadakis D, Rallis G. Management of descending necrotizing mediastinitis. J Oral Maxillofac Surg 2004; 62(8): 966–972

Zwaan M, Ahrens KH, Blume B. Computerized tomography findings in neck abscess. Laryngorhinootologie 1990; 69(9): 483–485

Zystisches Hygrom

Kurzdefinition

▶ **Epidemiologie**
Häufigste Form des Lymphangioms • 5% aller benignen Tumoren bei Neugeborenen und Kindern • 90% werden bis zum 2. Lebensjahr diagnostiziert • Selten bei Erwachsenen • Bei 68% der betroffenen Kinder liegt ein abnormaler Karyotyp vor (Turner-Syndrom, Trisomie 21, Trisomie 18, Trisomie 13).

▶ **Ätiologie/Pathophysiologie/Pathogenese**
Zervikales Lymphangiom mit zystisch-bindegewebiger Struktur • Entwicklung aus primitiven Lymphsäcken der V. jugularis interna • In 80% geht das Hygrom vom hinteren Halsdreieck oder der unteren Gesichtshälfte aus, in 20% von der Axilla, in 5% vom Mediastinum • Sekundäre Infiltration nach mediastinal in 3% • Bei Erwachsenen meist submandibulär, sublingual oder im Bereich der Parotis • Aufbau: Von Bindegewebssepten umgebene Zysten mit seröser, proteinreicher Flüssigkeit (Lymphe) • Oft in Kombination mit anderen Lymphangiomsubtypen (kavernös, kapillär) oder Mischtumoren mit Hämangiomanteilen.

Zeichen der Bildgebung

▶ **Methode der Wahl**
Sonographie (insbesondere intrauterin) • MRT zur Beurteilung der Weichteilinfiltration

▶ **Sonographie-Befund**
Echoarme, teils septierte zervikale Masse • Bei eingebluteten Zysten evtl. Flüssigkeit-Flüssigkeit-Spiegel.

▶ **CT-Befund**
Multilokuläre hypodense Masse mit Enhancement der Bindegewebssepten nach KM-Gabe • Zum Teil hyperdense Zysten durch Einblutungen • Wichtigste Untersuchungsmethode zur Klärung ossärer Infiltrationen.

▶ **MRT-Befund**
In T2w hyperintens, in T1w hypo- bis isointens (heller als Muskel, dunkler als Fett) • Hyperintense Areale in T1w entsprechen eingebluteten Zysten • Enhancement der Septen in T1w nach Gd-Gabe.

▶ **Pathognomonische Befunde**
Uni- oder multilokuläre zystische Masse • Geht meist aus vom hinteren Halsdreieck und wächst nach ventral • Wächst nicht nur verdrängend, sondern infiltriert teils auch Muskeln oder Gefäße.

Klinik

▶ **Typische Präsentation**
Eher langsames Tumorwachstum • Beschleunigtes Wachstum durch Einblutungen oder Infektionen • Bei geringem Ausmaß asymptomatisch • Bei ausgedehnten zervikalen Hygromen Zeichen der respiratorischen Insuffizienz, Dysphagie und/oder Fazialisparese • Selten Chylothorax/Chyloperikard.

9 Zystisches Hygrom

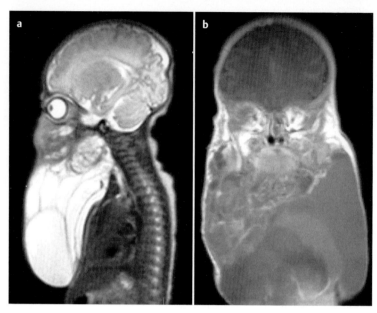

Abb. 134 a, b Die sagittale STIR (**a**) zeigt submandibulär eine große, septierte, hyperintense Formation, welche ventral dem Thorax aufliegt. Nach Gd-Gabe im T1w Bild (**b**) inhomogene, aber überwiegend hypointense Raumforderung mit Einblutung und KM anreichernden Septen.

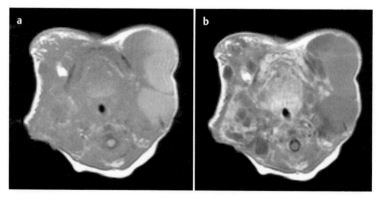

Abb. 135 a, b Axial zeigen sich in T1w (**a**) große und kleine Zysten mit unterschiedlicher Signalintensität durch Einblutungen und KM anreicherndem eingestreuten Bindegewebe und Septen nach Gd-Gabe (**b**).

Zystisches Hygrom

▶ **Therapeutische Optionen**
Bei intrauterinen Tumormassen Sectio obligat zur Vermeidung traumatischer Verletzungen von Nacken und Luftwegen des Kindes unter der Geburt • Primäre Therapie ist die Tumorresektion • Oft nur subtotale Resektion möglich wegen Infiltration von Weichteil- und Gefäßstrukturen • Alternative bzw. zusätzliche Therapieformen: Lasertherapie, Sklerosierungsverfahren mit 50%iger Glucose, Ethanol, hypertoner NaCl-Lösung oder OK-432 (mit Benzylpenicillin behandeltes Streptokokken-Präparat).

▶ **Verlauf und Prognose**
Gute Heilungschance bei Komplettresektion • Häufig Rezidive wegen subtotaler Resektion, insbesondere bei Infiltration von Larynx, Pharynx, Mundboden oder Zunge • Geringere Rezidivrate nach OK-432-Behandlung.

▶ **Was will der Kliniker von mir wissen?**
Ausdehnung des Befundes • Infiltration von Organen und Gefäßen.

Differenzialdiagnose

Halszyste (medial oder lateral)	– unilokuläre, monozystische Formation ohne infiltratives Wachstum in typischer Lokalisation (medial: dem Zungenbein anliegend, lateral: ventromedial der Gefäßscheide)
Hämangiom	– kein Flüssigkeit-Flüssigkeit-Spiegel – kein infiltratives Wachstum
Teratom/Dermoidzyste	– teils zystischer, teils solider Tumoranteil unterschiedlicher Gewebe (Knorpel, Zähne, Muskulatur, Haare)
Halsabszess	– dicke, KM anreichernde Septen um liquides Zentrum mit Umgebungsreaktion

Typische Fehler

Wegen infiltrativem Wachstum oft fälschlicher Verdacht auf Malignom • Bei sehr kleinen Kindern ist Infiltration von Nachbarstrukturen auflösungsbedingt teils schwer beurteilbar.

Ausgewählte Literatur

Koeller KK et al. Congenital cystic masses of the neck: Radiologic-pathologic correlation. Radiographics 1999; 19: 121–146

Trauffler PM et al. The natural history of euploid pregnacies with first-trimester cystic hygromas. Am J Obstetrics & Gynecology 1994; 170: 1279–1284

Yuh WT et al. Magnetic resonance imaging of pediatric head and neck cystic hygromas. Ann Otology, Rhinology & Laryngology 1991; 100: 737–742

Hämangiom

Kurzdefinition

▶ **Epidemiologie**
Häufigster benigner Tumor bei Kindern ● Bei 2% aller Kinder und 15% aller Frühgeburten ● 60% in der Kopf-Hals-Region ● Macht 7% aller benignen Kopf-Hals-Tumoren aus ● Geschlechterverhältnis: M:W = 4:1.

▶ **Ätiologie/Pathophysiologie/Pathogenese**
Syn.: Blutschwamm ● Benigner, oft spontan regressiver Blutgefäßtumor des Kindesalters ● Meist kutan ● Temporäre Endothelzellproliferation bis zum 6. Lebensmonat (Proliferationsphase) ● Bis zum 5. Lebensjahr 50%, bis zum 7. Lebensjahr 70% vollständig zurückgebildet (Involutionsphase) ● Mitunter unvollständige Rückbildung mit Residuen ● Ähnliche Fehlbildungen bei Erwachsenen werden als „vaskuläre Malformation" bezeichnet und besitzen keine Rückbildungsfähigkeit.

Zeichen der Bildgebung

▶ **Methode der Wahl**
MRT

▶ **MRT-Befund**
Gut abgrenzbare Läsion mit lobulärem Charakter ● Kutan oder subkutan, mitunter intramuskulär ● SI in T1w iso- bis hyperintens ● SI-Erhöhung im T2w Bild ● Teils punkt- oder strichförmige SI-Absenkungen durch „flow void" kräftiger Gefäße ● Nach Gd-Gabe je nach Vaskularisierung geringes oder starkes Enhancement, teils auch mit frühem Auswaschphänomen ● Deformation oder Hypertrophie knöcherner Strukturen möglich ● Ossäre Infiltration extrem selten.

▶ **Pathognomonische Befunde**
Sofortige, kräftige, homogene KM-Anreicherung der scharf abgrenzbaren Läsion mit hohem SI in T2w.

Klinik

▶ **Typische Präsentation**
Beim Säugling charakteristisches klinisches Erscheinungsbild des kutanen Hämangioms ● 96% sind zum 6. Lebensmonat sichtbar ● 80% treten unilokulär auf ● Subkutane oder muskuläre Hämangiome können als bläuliche Weichteilschwellung erscheinen.

▶ **Therapeutische Optionen**
Abhängig von Alter des Kindes sowie der Größe, Tiefe und Lokalisation des Tumors:
- bei kleinen Befunden bzw. jungen Kindern abwarten („wait and see")
- < 2 mm Tiefe, < 1,5 cm Durchmesser: Kryotherapie und Farbstofflaser
- < 2 mm Tiefe im Gesicht: Nd-YAG Laser
- > 2 mm Tiefe und > 1,5 cm Durchmesser, und am Augenlid: operative Exzision
- nur bei sehr stark ausgeprägten Befunden Cortison- und Interferontherapie

Hämangiom

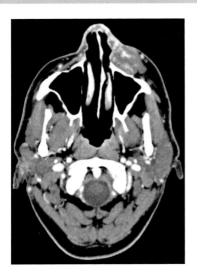

Abb. 136 Hämangiom der linken Wange. CT nach KM-Gabe. Im subkutanen Fettgewebe liegender, bis ins Hautniveau reichender, inhomogen gefäßdurchsetzter Tumor. Beteiligung des linken Nasenflügels.

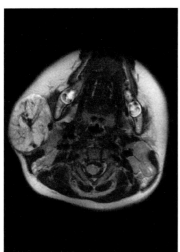

Abb. 137 Hämangiom in der rechten Parotisloge bei einem 1-jährigen Kind. Natives T2w MRT. Signalhyperintenser Tumor mit glatter Begrenzung und deutlich raumfordernder Wirkung. Gefäße innerhalb des Tumors stellen sich durch „flow void" T2w signalhypointens dar. Die ipsilaterale Parotis ist nach kaudal verlagert.

Hämangiom

▶ Verlauf und Prognose

Gute Prognose • Spontane Rückbildung • Residuen in Form von Pigmentstörungen, Narben, Hautüberschuss und Exulzerationen (40–50%) • Assoziationen mit intrakraniellen und parenchymatösen Fehlbildungen möglich • Komplikationen (20–30% Mortalität): Kasabach-Merritt-Syndrom, Kompression vitaler Strukturen, Blutung und Ulzeration.

Differenzialdiagnose

vaskuläre Malformation	– Erwachsene
	– venöse Malformationen: Phlebolithen
Lymphangiom	– seltener kutan gelegen
	– keine KM-Aufnahme
zystisches Hygrom	– zystische Struktur
	– Flüssigkeit-Flüssigkeit-Spiegel
Neoplasie	– diffuse inhomogene KM-Aufnahme, evtl. Nekrosen
	– invasives Wachstum und unscharfe Randbegrenzung

Typische Fehler

Interpretation als maligner Tumor.

Ausgewählte Literatur

Chooi WK, Woodhouse N, Coley SC, Griffiths PD. Pediatric head and neck lesions: assessment of vascularity by MR digital subtraction angiography. AJNR Am J Neuroradiol 2004; 25(7): 1251–1255

Ernemann U, Hoffmann J, Gronewaller E, Breuninger H, Rebmann H, Adam C, Reinert S. Hämangiome und vaskuläre Malformationen im Kopf- und Halsbereich. Radiologe 2003; 43(11): 958–966

Robertson RL, Robson CD, Barnes PD, Burrows PE. Head and neck vascular anomalies of childhood. Neuroimaging Clin N Am 1999; 9(1): 115–132

Nebenschilddrüsenadenom

Kurzdefinition

- **Epidemiologie**
  Inzidenz des primären Hyperparathyroidismus (westliche Bevölkerung): 0,001 – 0,002 % • 80 % durch solitäres Nebenschilddrüsenadenom • 15 – 20 % durch Nebenschilddrüsenhyperplasie • 0,05 % durch multiple Adenome und Karzinome der Nebenschilddrüse • Geschlechterverhältnis: M : W = 1 : 3 • Bei Frauen oft postmenopausal.
- **Ätiologie/Pathophysiologie/Pathogenese**
  Benigne Hyperplasie der Nebenschilddrüse mit Parathormonhypersekretion • In 85 % solitär • Teils unbekannte Genese, teils genetisch • Bei Kindern und Jugendlichen sollten familiäre Ursachen (FHH, MEN1 und/oder MEN2A) ausgeschlossen werden • Nebenschilddrüsenadenom ist Hauptursache für Hyperkalzämie.

Zeichen der Bildgebung

- **Methode der Wahl**
  MRT (evtl. Bildfusion mit 99mTc-MIBI-SPECT) • Sonographie
- **CT-Befund**
  Oft inhomogene (zentral hypodense) arterielle und homogene venöse KM-Aufnahme.
- **MRT-Befund**
  Rundliche Strukturen, die manchmal fibrotisch oder hämorrhagisch durchsetzt sind • Lokalisation: prä-, paraösophageal oder juxta-, retro-, selten intrathyroidal, ektop in Halsweichteilen oder Mediastinum • Nebenschilddrüsenadenome und -hyperplasie mit hyperintensem T2w Signal und Anstieg der Signalintensität im T1w Bild nach Gd-Gabe • Bei Struma oder postoperativ oft erschwerte Diagnose • Entdeckung von Nebenschilddrüsenadenomen mit 62 – 94 % Sensitivität, Hyperplasie nur mit 54 – 75 %.
- **Ausgewählte Normwerte**
  - normale Nebenschilddrüse: 3 – 10 mm × 2 – 6 mm × 2 – 4 mm
  - Nebenschilddrüsenadenom: 6 – 30 mm × 5 – 15 mm × 3 – 8 mm
- **Pathognomonische Befunde**
  Bei typischer Lokalisation, Größe und KM-Gabe ist SI-Verhalten fast charakteristisch.

Klinik

- **Typische Präsentation**
  Meist Hyperkalzämie, Nierensteine und evtl. Knochenfrakturen • Selten sind harte, 2 – 3 mm große Raumforderungen tastbar • Labor: Serumcalcium, Parathormon, 24-h-Urin.
- **Therapeutische Optionen**
  Offene oder minimal invasive chirurgische ein- oder beidseitige Entfernung • Komplikationen: Rekurrensparese (1 – 3 %), Gefäßverletzung, Verbleib hypersezernierenden Nebenschilddrüsengewebes.
- **Verlauf und Prognose**
  98 % Heilungsrate bei ein- oder beidseitiger Nebenschilddrüsenresektion • Selten Symptompersistenz • Bei minimal invasiver Entfernung geringere Komplikationsraten bei gleicher Effektivität.

Nebenschilddrüsenadenom

Abb. 138 Rechts retrothyroidal gelegenes Adenom der Nebenschilddrüse. Natives T2w. Rundliche Raumforderung mit hyperintensem T2w Signal (Pfeil).

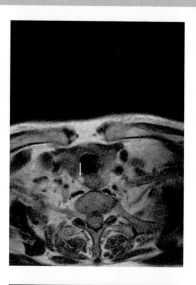

Abb. 139a, b CT nach KM-Gabe, axial (**a**). Links retrothyroidal, neben dem Ösophagus liegendes Adenom der Nebenschilddrüse (Pfeil). Im Vergleich zum Schilddrüsengewebe leicht hypointens. Natives CT, axial (**b**). Im Vergleich zu den Gefäßen hyperdense Darstellung des Schilddrüsenadenoms (Pfeil).

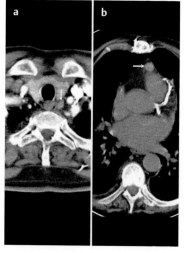

Differenzialdiagnose

Nebenschilddrüsenkarzinom	– oft größer – lokal invasiv wachsend – Lymphknotenmetastasen
Lymphadenopathie (maligne, granulomatös oder entzündlich)	– oft multipel – diffus KM aufnehmend – evtl. zentrale Nekrose – kein Hilus – entzündliche Umgebungsreaktion
Hamartom, Lipoadenom	– fettgewebehaltig (T1w hyperintens) – fibrotisch

Typische Fehler

Bei Verzicht auf Szintigraphie kleines Adenom übersehen ● Bei Beschränkung des „field of view" auf die Kopf-Hals-Region ektopes Adenomen übersehen.

Ausgewählte Literatur

Delorme S, Hoffner S. Diagnostik des Hyperparathyreodismus. Radiologe 2003; 43(4): 275–283

Ruf J, Hänninen L, Steinmüller Th, Rohlfing T, Bertram H et al. Präoperative Lokalisationsdiagnostik von Nebenschilddrüsen: Nutzen der MRT, Szintigraphie und Bildfusion. Nuklearmedizin 2004; 43: 85–90

Sekiyama K, Akakura K, Mikami K, Mizoguchi K, Tobe T, Nakano K, Numata T, Konno A, Ito H. Usefulness of diagnostic imaging in primary hyperparathyroidism. Int J Urol 2003; 10(1): 7–11

Weber AL, Randolph G, Aksoy FG. The thyroid and parathyroid glands. CT and MR imaging and correlation with pathology and clinical findings. Radiol Clin North Am 2000; 38(5): 1105–1129

Struma (multinodosa, diffusa)

Kurzdefinition

▶ **Epidemiologie**
Inzidenz in Deutschland 20–30% • 740 Mio. Menschen weltweit (13%, endemisch) • Inzidenz steigt mit dem Alter • Im weltweiten Vergleich haben Deutsche ein vergrößertes mittleres Schilddrüsenvolumen • Geschlechterverhältnis: M:W = 1:2–4,5 • 95% benigne und 5% maligne Struma.

▶ **Ätiologie/Pathophysiologie/Pathogenese**
Synonym: Kropf • Vergrößerung der Schilddrüse durch eine meist knotige Hyperplasie • Iodmangel ist der häufigste Entstehungsfaktor (minimaler Iodbedarf: 1 µg/kg KG/d) • Reduzierte Iodaufnahme verringert Wachstumshemmung • Genetische Komponente: Prävalenz bei Kindern steigt, wenn die Eltern betroffen sind • Unterschieden wird die euthyreote von der hyperthyreoten Struma.

Zeichen der Bildgebung

▶ **Methode der Wahl**
Sonographie • Dann Szintigraphie (99mTc-Pertechnat) • MRT und CT insbesondere hilfreich bei retrosternalen bzw. intrathorakalen Strumaanteilen.

▶ **CT-Befund**
In 90% der Fälle Verkalkungen (amorph, schalenförmig) • Hämorrhagische und hypointense kolloidale Areale • CT insbesondere zur Beurteilung der intrathorakalen Ausdehnung.

▶ **MRT-Befund**
Meist vergrößerte Schilddrüse mit inhomogenem Signal im T1w und T2w Bild (Kolloide, Blut) • Die Organkapsel ist gut abgrenzbar und nicht durchbrochen • Die Gefäß-Nerven-Scheiden beidseits verdrängt • Evtl. Tracheakompression • Ausdehnung kaudal bis auf Aortenbogen möglich • In 44% extrathyroidale Strumaanteile, oft retrosternal.

▶ **Sonographie-Befund**
Vergrößerte Schilddrüse mit intakter Kapsel • Inhomogene Echostruktur • Scharf begrenzte zystische (echoarme) und solide (oft echoreichen) Knoten, meist hypovaskularisiert (farbkodierte Duplexsonographie) • „Eierschalenartige" Darstellung von Verkalkungen.

▶ **Ausgewählte Normwerte**
Größe der Schilddrüse: kraniokaudal 3,5–6 cm, transversal 1,5–2 cm, sagittal 1–2 cm.

▶ **Pathognomonische Befunde**
Inhomogen KM aufnehmende Schilddrüsenvergrößerung mit glattem Rand und multiplen verdichteten (Hyperplasie), zystischen (Degeneration) und degenerativ verkalkten Arealen. Eine maligne Struma kann anhand der MRT/CT alleine nicht diagnostiziert werden.

Struma (multinodosa, diffusa)

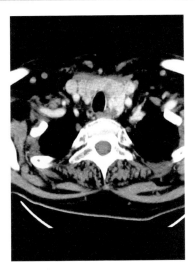

Abb. 140 Struma multinodosa. CT nach KM-Gabe. Inhomogenes Schilddrüsengewebe mit multiplen hypodensen Arealen. Kleine schalenförmige Verkalkung im linken Schilddrüsenlappen. Die Untersuchung wurde bei normalem TSH und normalen peripheren Schilddrüsenhormonspiegeln durchgeführt.

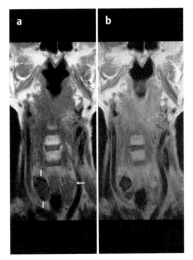

Abb. 141 a, b T1w MRT nativ (**a**) und nach Gd-Gabe (**b**). Struma multinodosa. Vor KM-Gabe (**a**) inhomogenes Schilddrüsengewebe mit teils stark hypointensen Arealen (meist Verkalkungen, vertikale Striche). Teils intermediäre Signalgebung, teils leicht hyperintense Areale (Pfeil). Nach Gd-Gabe (**b**) reichern regressiv veränderte Areale nicht an.

Struma (multinodosa, diffusa)

Klinik

- **Typische Präsentation**
  Oft Zufallsbefund • Gehäuft in Iodmangelgebieten.
  WHO-Klassifikation:
  - Grad 0: keine Struma
  - Grad Ia: palpabel, nicht sichtbar
  - Grad Ib: sichtbar in Reklination
  - Grad II: sichtbar ohne Reklination
  - Grad III: gut sichtbar

  Mögliche Komplikationen bei Grad III: 55% Luftwegeinengung, 15% Heiserkeit, 10% Dysphagie, 10% Vena-cava-Kompression • Laborwerte häufig normal (TSH, fT3, fT4) • Seltener Morbus Basedow mit „Merseburger Trias" – Tachykardie, Struma, 40–60% Exophthalmus.

- **Therapeutische Optionen**
  Prophylaxe z. B. mit Iodsalz • Bei leichter Struma Iodid und Levothyroxin (Volumenreduktion < 30%) • Ab Grad III (bei Misserfolg konservativer Therapie ab Grad II) sowie bei Hyperthyreose oder Malignität subtotale bis totale Thyreoidektomie • Wenn Thyreoidektomie kontraindiziert ist, dann Radioiodtherapie (Volumenreduktion 30%).

- **Verlauf und Prognose**
  Chirurgie und Radioiodtherapie ist kurativ • Nach Thyreoidektomie Hormonersatztherapie • Komplikationen: Erstoperation < 3% (Reoperation bis 20%) permanente Rekurrensparese, < 1% (< 5%) Hypokalzämie, < 4% (4%) Blutung, Infektion < 2% (< 2%) und 0% (< 1%) Letalität.

Differenzialdiagnose

Schilddrüsenkarzinom – undifferenziert (medullär und anaplastisch)	– schneller und invasiv wachsend: defekte Organkapsel – Lymphknotenmetastasen – umwächst Gefäß-Nerven-Scheide
Schilddrüsenkarzinom – differenziert (papillär und follikulär)	– schneller wachsend: überschreitet evtl. die Kapsel – in der MRT/CT nicht sicher von Struma abgrenzbar
follikuläres Schilddrüsenadenom	– solitärer, nicht-invasiver intrathyroidaler Herd – solide, KM anreichernd – Differenzierung sehr schwer
Non-Hodgkin-Lymphom	– selten nekrotisch oder verkalkt – wächst relativ schnell – homogen hypointens/hypodens zum normalen Schilddrüsengewebe
hämorrhagische Kolloidzyste	– intrathyroidal zystisch begrenzt – normales Schilddrüsengewebe

Typische Fehler

Das bizarre Bild einer benignen Struma kann den Eindruck der Malignität vermitteln.

Ausgewählte Literatur

Czerny C, Hormann M, Kurtaran A, Niederle B. Imaging of diseases of the thyroid gland in Austria. Wien Klin Wochenschr 2003; 115 Suppl 2: 71–74

Hegedüs L, Bonnema, SJ, Bennedbaek, F Management of Simple Nodular Goiter: Current Status and Future Perspectives 2003 Endocrine Reviews 24(1): 102–132

Weber AL, Randolph G, Aksoy FG. The thyroid and parathyroid glands. CT and MR imaging and correlation with pathology and clinical findings. Radiol Clin North Am 2000; 38(5): 1105–1129

9 Schilddrüsenkarzinom

Kurzdefinition

▶ **Epidemiologie**
Geschlechterverhältnis: M:W = 2:1 ● 1% aller malignen Tumoren ● In 94% der Fälle differenziertes Karzinom (Altersgipfel: 45–55 Jahre): 85% papillär, 15% follikulär ● In 6% der Fälle undifferenziertes Karzinom: 5% medullär (30 Jahre), 1% anaplastisch (70 Jahre) ● Sonderform des follikulären Karzinoms: onkozytäres Karzinom (in 20% aggressiver).

▶ **Ätiologie/Pathophysiologie/Pathogenese**
Maligner, vom Schilddrüsengewebe ausgehender Tumor ● Assoziation mit Struma (20–30%) und MEN II ● Papilläres Karzinom: Entstehung durch ionisierende Strahlen, 5–10% hereditär bedingt ● Anaplastisches Karzinom: meist vollständig entdifferenziert.

Zeichen der Bildgebung

▶ **Methode der Wahl**
Sonographie, evtl. MRT

▶ **CT-Befund**
Gemischt hyper-/hypodenses Bild. Anaplastische Karzinome weisen in 75% Nekrosen, in 60% Verkalkungen, in 40% Lymphknoten- und in 25% Fernmetastasen auf. ● Follikuläres Karzinom: bei 30% Lymphknoten-, bei 22% Fernmetastasen zum Zeitpunkt der Diagnosestellung ● Onkozytäres Karzinom: bei 21% Lymphknoten-, bei 33% Fernmetastasen zum Zeitpunkt der Diagnosestellung

▶ **MRT-Befund**
Gemischt hyperintense und hypointense SI in T1w und T2w ● Native Untersuchung wichtig, da Thyreoglobulin und Einblutungen signalreich sind und nach Gd-Gabe maskiert werden.

▶ **Sonographie-Befund**
10% beidseitig ● Wächst invasiv ● Häufig unregelmäßig begrenzt ● Kapselüberschreitendes Wachstum weist auf Malignität hin ● Infiltration von Trachea, Ösophagus und N. recurrens.

▶ **Ausgewählte Normwerte**
Normale Größe der Schilddrüse: kraniokaudal 3,5–6 cm, transversal 1,5–2 cm, sagittal 1–2 cm.

▶ **Pathognomonische Befunde**
Differenzierung zwischen verschiedenen Typen im CT/MRT nicht möglich.

Klinik

▶ **Typische Präsentation**
Schnell wachsender Knoten in der Schilddrüse ● Evtl. sichtbare Halsschwellung ● Schluck-, Atembeschwerden oder obere Einflussstauung ● Häufig Calcitonin- und CEA-Erhöhung ● Das anaplastische Karzinom wird oft erst im Stadium T4 erkannt ● Keine Iodaufnahme nach Pentagastrinstimulation.

Schilddrüsenkarzinom

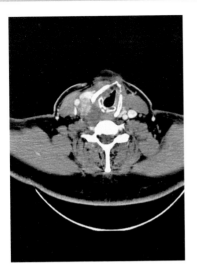

Abb. 142 Schilddrüsenkarzinom. CT nach KM-Gabe. Rechts auf Höhe des Schildknorpels liegendes Schilddrüsenkarzinom mit teils hypodensen nekrotischen und teils hyperdensen eingebluteten bzw. stark KM anreichernden Arealen. Der Tumor verlagert den Larynx und die Gefäß-Nerven-Scheide nach ventral. Kutaner Defekt ventral des Tumors.

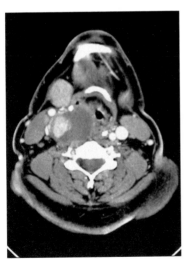

Abb. 143 CT nach KM-Gabe (gleicher Patient). Ausgedehnte vertikale Ausbreitung des Schilddrüsenkarzinoms nach kranial. Zystische hypodense Areale und teils hyperdense eingeblutete bzw. stark KM anreichernde Bezirke. Große hyperdense Lymphknotenmetastase rechts submandibulär, direkt ventral des Tumors.

Therapeutische Optionen

Thyreoidektomie mit zentraler Lymphadenektomie, Identifizierung der Nn. recurrentes und Erhalt von mindestens 1 Nebenschilddrüse ● Radioiodtherapie.

Verlauf und Prognose

Sehr verschieden je nach Typ:
- papillär/follikulär: 4 Wochen postoperativ Radioiodtherapie, lebenslang Levothyroxin
- anaplastisch: 10 Monate mittlere Überlebenszeit
- medullär: 10-Jahre-Überlebensrate 80 %

Komplikationsrate wie bei Struma (S. 228).

Differenzialdiagnose

follikuläres Schilddrüsenadenom	– solitärer, nicht-invasiver intrathyroidaler Herd – solide, KM anreichernd – Differenzierung sehr schwer
Struma nodosa oder diffusa	– nicht-invasives, die Kapsel erhaltendes Wachstum – langsame Größenzunahme
Non-Hodgkin-Lymphom	– eher homogenes Erscheinungsbild, selten Nekrosen – keine Kalzifikationen und keine Einblutungen
hämorrhagische Kolloidzyste	– intrathyroidal zystisch begrenzt – normales Schilddrüsengewebe

Typische Fehler

Cave: Die Gabe von iodhaltem KM verzögert eine Radioiodtherapie.

Ausgewählte Literatur

Casella C, Fusco M. Thyroid cancer. Epidemiol Prev 2004; 28(2 Suppl): 88–91

Gross ND, Weissman JL, Talbot JM, Andersen PE, Wax MK, Cohen JI. MRI detection of cervical metastasis from differentiated thyroid carcinoma. Laryngoscope 2001; 111(11 Pt 1): 1905–1909

Takashima S, Matsushita T, Takayama F, Kadoya M, Fujimori M, Kobayashi T. Prognostic significance of magnetic resonance findings in advanced papillary thyroid cancer. Thyroid 2001; 11(12): 1153–1159

Iatrogene Veränderungen

Kurzdefinition

Posttherapeutische zervikale Veränderungen nach Behandlung von Kopf-Hals-Tumoren.

- **Epidemiologie**
  Befunde klinisch-radiologischer Routine bei onkologischen Patienten nach zervikaler Radiatio, radikaler (RND), modifizierter (MND) oder selektiver (SND) Neck Dissection.
- **Ätiologie/Pathophysiologie/Pathologenese**
  Postradiogen: Abhängig von Strahlendosis, -art und -region. Erst Ödem durch Endothelschaden (Blut-/Lymphgefäße), später Fibrose/Atrophie.
  Postoperativ: RND: Lymphadenektomie Level I–V, V. jugularis, N. XI, M. sternocleidomastoideus; MND: Erhalt einer oder mehrer funktioneller Strukturen; SND: Selektive Lymphadenektomie Level I–V.

Zeichen der Bildgebung

- **Methode der Wahl**
  MRT, CT
- **CT-Befund**
  Postradiogen: Dichteabsenkung/Volumenzunahme (Ödem) v. (Sub)Kutis, Epiglottis, Retro-/Parapharyngealraum, Larynxweichteile (selten Knorpel) und Speicheldrüsen, später Speicheldrüsenatrophie (v. a. Parotis) • Knochenmarködem (Mandibula, HWS), fettige Degeneration/Osteonekrose.
  Postoperativ: Je nach Operation (S-, M-, RND) ipsilaterales Fehlen von Lymphknoten Level I–V, V. jugularis, N. XI, M. sternocleidomastoideus, unmittelbar postop. Ödem, später Narbenbildung/Atrophie • Nach Resektion des fibrolipomatösen des Gewebebetts ist die Abgrenzung zervikaler LK von angrenzenden funktionellen Strukturen erschwert.
- **MRT-Befund**
  Postradiogen: T2w hyper-/T1w hypointense Schwellung/Ödem, T1w SI nach Gd-Gabe erhöht • T2w SI in Mastoidzellen erhöht ohne Enhancement nach Gd-Gabe in T1w • Durch fettige Degeneration Knochenmark in T1w-hyperintens, in T2w-intermediär • Fibrös-inflammatorisch Reaktion zeigt erhöhtes SI in T2w und nach Gd-Gabe im Tumorlager.
  Postoperativ: siehe CT-Befund.
- **Pathognomonische Befunde**
  Postradiogen: Zervikales Ödem (meist symmetrisch), Hautverdickung, Knochenmarksverfettung und Speicheldrüsenatrophie.
  Postoperativ: meist unilaterales Fehlen zervikaler LK oder funktioneller Strukturen mit Asymmetrie der Halsweichteile.

9 Iatrogene Veränderungen

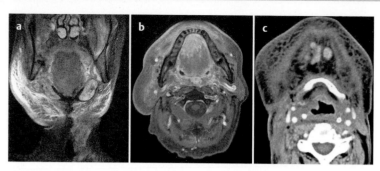

Abb. 144 a–c **a** MRT, koronare STIR. Rechts betontes Ödem mit erhöhter SI der Subkutis, parapharyngeal und der Gll. submandibulares. **b** MRT, axial T1w nach Gd-Gabe. Gleicher Patient mit Enhancement von Subkutis, Oropharynx, Zunge, parapharyngealem Raum und rechter Parotis. **c** Betontes submandibuläres Ödem. NB: submentale LK.

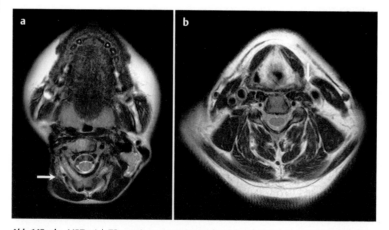

Abb. 145 a, b MRT axial, T2w nativ. **a** Asymmetrie der Halsweichteile nach radikaler Neck Dissection rechts mit Entfernung des M. sternocleidomastoideus, der V. jugularis, des N. XI und der zervikalen Lymphknoten. Atrophie von Anteilen des nerval über C4–T6 versorgten M. semispinalis capitis rechts (Pfeil). **b** Nach modifizierter Nick Dissection fehlende V. jugularis links. Bei erhaltenem zervikalen Fettgewebe kleinere Lymphknoten links (Pfeil).

Klinik

▶ **Typische Präsentation**
Postradiogen: Frühfolgen: Mukositis, Geschmacksverlust, Hyposalivation • Spätfolgen: Hyposalivation, Karies, Parodontitis, Trismus, Osteoradionekrose, Dysphagie, Carotisstenose/Apoplex.
Postoperativ: Halsweichteileasymmetrie, Atrophie des M. trapezius, Schulterschmerzen, eingeschränkte Schulterabduktion (Läsion N. XI).

▶ **Therapeutische Optionen**
Vor Radiatio: Extraktion kritischer Zähne, Antibiose, hyperbare Sauerstoff-Therapie (HBO), Debridement (Osteoradionekrose Mandibula).
Postradiogen: Orale Hygiene, Antibiose, Fluor (Mukositis, Karies, Parodontitis), künstlicher Speichel, viel Trinken, Sialagogum (Hyposalivation).
Postoperativ: plastische Lappenkorrektur, Physiotherapie, Eden-Lange-Rekonstruktion der Schultermuskulatur.

▶ **Prognose und Verlauf**
Postradiogen: Ödeme 6–12 Monate nach Therapie regredient. Ab 60 Gy meist bleibende Speicheldrüsenatrophie mit Hyposalivation • Lebenslange Kariesproblematik • Oft langsame Verbesserung von Trismus u. Dysphagie.
Postoperativ: Regionale LK-Rezidivrate bei präoperativem Stadium pN0 2 %, bei pN1 0 %, bei multiplem LK- und extranodulärem Befall 26 %; bei zusätzlicher zervikaler Radiatio 7 % • Gefahr der Osteoradionekrose.

▶ **Was will der Kliniker von mir wissen?**
Korrelation anatomischer Veränderungen und Symptomatik • Residualtumor, Rezidiv oder LK-Rezidiv? Superinfektion? Osteoradionekrose? Muskelatrophie?

Differenzialdiagnose

Resttumor/Rezidiv – Asymmetrische Raumforderung, hyperintens in T2w, hypointens in T1w mit Enhancement nach Gd-Gabe

Typische Fehler

Bilateraler Tumor teils nicht von Ödem abgrenzbar. Außer bei Tumorwachstum keine Differenzierung zwischen Residualtumor und radiogen-induzierter inflammatorischer Reaktion im Tumorbett. Übersehen eines Zustands nach SND oder MND.

Ausgewählte Literatur

Nömayr A et al. MRI appearance of radiation-induced changes of normal cervical tissues. Eur Radiol 2001; 11: 1807–1817

Vissink A et al. Prevention and Treatment of the consequences of head and neck radiotherapy. Crit Rev Oral Biol Med 2003; 14 (3): 213–225

Hudgins PA et al. Selective neck dissection: CT and MR imaging findings. AJNR Am J Neuroradiol 2005; 26: 1174–1177

Normalbefund der Lymphknoten

Anatomie

▶ **Lage**

Anatomisch werden in der Halsregion 10 Lymphknotengruppen unterschieden, die miteinander in Verbindung stehen (s. Tabelle). Klinisch wichtiger ist die Einteilung der Lymphknoten in 7 Levels nach AJCC (S. 249).

Station	normale Größe	Zuflussgebiet
okzipital	nicht mit CT/MRT darstellbar	okzipitale Kopfhaut
postaurikulär	nicht mit CT/MRT darstellbar	parietale Kopfhaut
Parotis	< 6 mm	frontale, parietale Kopfhaut, Orbita, Parotis
submandibulär	< 10 mm	Orbita, Zunge, Mund, Glandula submandibularis, vordere Nase
fazial	nicht mit CT/MRT darstellbar	Orbita, vordere Nase
submental	< 10 mm	Mundhöhle, Zunge
sublingual	nicht mit CT/MRT darstellbar	Mundboden, Zunge
retropharyngeal	< 6 mm	NNH, Naso-, Oropharynx, hintere Nase, zervikaler Ösophagus
vordere Halslymphknoten	nicht mit CT/MRT darstellbar	Larynx, Schilddrüse, zervikaler Ösophagus
laterale Halslymphknoten • oberflächliche zervikale Lymphknoten	nicht mit CT/MRT darstellbar	Kutis des Halses
• tiefe zervikale Lymphknoten: – kraniale Jugularis-Lymphknoten	< 15 mm	alle Regionen
– mediale Jugularis-Lymphknoten	< 10 mm	alle Regionen
– kaudale Jugularis-Lymphknoten	< 10 mm	alle Regionen

Normalbefund der Lymphknoten

▶ **Form**
Normale Lymphknoten haben eine ovaläre Form • Längsachse verläuft parallel zu den vaskulären Leitstrukturen • Bei Lymphknoten von 1–2 cm Längsdurchmesser ist das Verhältnis von Längs- zu Transversaldurchmesser (L/T-Quotient) ≥ 2.

Anatomie CT

▶ **Untersuchungstechnik**
CT mit KM • Schichtdicke ≤ 3 mm • Sagittale Rekonstruktionen sinnvoll.

▶ **Größe und Form**
In axialen Schichten wird häufig nur der Querdurchmesser erfasst • Normaler Querdurchmesser ≤ 10 mm • Normaler maximaler Längsdurchmesser in entsprechenden Rekonstruktionen bei Mehrzeilen-Spiral-CT beträgt 10–15 mm • Oft nierenförmige Konfiguration durch zentrale Verfettung des Marks (hypodens) im Rahmen einer fibrolipomatösen Degeneration (Hilus-Fett-Zeichen).

▶ **Kontrastmittel-Verhalten**
Mäßiges homogenes Enhancement.

MRT

▶ **Untersuchungstechnik**
- „Phased-array"-Spule
- nativ: T2w axial und koronar, evtl. T1w sagittal/STIR koronar
- mit Gd: T1w mit Fettsuppression axial, evtl. koronar oder sagitttal
- mit USPIO: T1w koronar und axial, T2w mit Fettsuppression koronar

▶ **Größe und Form**
Wie bei CT • Meist maximale Größe bis 10 bzw. 15 mm.

▶ **Signalgebung**
T1w meist muskelisointens • Hyperintenses, verfettetes Mark in T1w bei fibrolipomatöser Degeneration • T2w signalreicher als Muskulatur, iso- bis hypointens zu Fettgewebe • T2w mit Fettsuppression oder STIR-Sequenz deutlich hyperintens zur gesamten signalarmen Umgebung.

▶ **Kontrastmittel-Verhalten**
Gd: Nach Gd-Gabe homogenes Enhancement • Gut hyperintens abgrenzbar in T1w mit Fettsuppression.
USPIO: 24 Stunden nach USPIO-Gabe homogen hypointens in T2w durch gleichmäßige Eisenaufnahme • Schmaler hyperintenser Randsaum ist möglich.

Sonographie

▶ **Untersuchungstechnik**
Hochfrequenter Schallkopf (5–10 MHz) • Lymphknoten werden einzeln im Längs- und Querdurchmesser eingestellt und bewertet • Zur Beurteilung mit der farbkodierten Duplexsonographie stellt man die intranodalen Gefäße dar • Beurteilung von Stärke und Muster der Vaskularisierung • Ableitung eines Doppler-Frequenzmusters mit gesetztem „sample volume" im kräftigsten Gefäß.

Normalbefund der Lymphknoten

▶ **Größe und Form**
Normale Größe unter 15 mm • Längliche Form • Die Sonographie ist beste Methode, um Lymphknoten in Längs- und Querdurchmesser zu erfassen und den Quotienten zu berechnen • L/T-Quotient ≥2 für Lymphknoten mit einem Durchmesser von über 10 mm • Bei Lymphknoten von unter 10 mm Durchmesser ist der L/T-Quotient ein unzuverlässiges Kriterium (Messfehler).

▶ **Signalgebung**
Echoarmer Kortex und echoreicher Hilusreflex • Scharfe Begrenzung • Im farbkodierten Bild entweder keine erkennbare Vaskularisierung oder homogene Vaskularisierung des gesamten Lymphknotens.

Normalbefund bei Kindern

▶ **Sonographie-Befund**
Feine, homogene Schalltextur mit mittlerer Echogenität • Normal nicht vom umgebenden Bindegewebe zu unterscheiden.

▶ **MRT-Befund**
Signalgebung identisch zu Hals-Lymphknoten bei Erwachsenen: in T1w muskeliosintens und in T2w hyperintens zu Muskel.

Lymphadenitis colli

Kurzdefinition

▶ **Epidemiologie**
Häufige Erkrankung bei Kindern • 50% bei Kindern bis 5 Jahre, 90% bei Kindern bis 10 Jahre • Erwachsene seltener betroffen.

▶ **Ätiologie/Pathophysiologie/Pathogenese**
Entzündliche Lymphadenopathie der Halsweichteile.
Akute zervikale Lymphadenitis: Meist durch Streptokokken, Staphylokokken (40–80%) und Anaerobier • Auslöser ist meist eine fokale Entzündung von Nase, Mund, Ohren, Pharynx, Haut.
Subakute oder chronische Lymphadenitis: Durch Tbc, atypische Mykobakteriose, Toxoplasmose, Katzenkratzkrankheit • Seltene Variante unklarer Ätiologie vor allem in Asien: Morbus Kikuchi-Fujimoto (histiozytische nekrotisierende Lymphadenitis).

Zeichen der Bildgebung

▶ **Methode der Wahl**
Sonographie • CT mit KM-Gabe

▶ **Sonographie-Befund**
Akute Lymphadenitis: Lymphknoten mit längsovaler Form (L/T-Quotient >> 2) • Kortex leicht echoarm • Zentraler Hilusreflex • Scharfe Begrenzung • Hypervaskularisierung mit zentralem Hilusgefäß.
Chronische Lymphadenitis: Wie bei akuter Lymphadenitis, aber ohne erkennbare Vaskularisierung.

▶ **CT-Befund**
Vergrößerte oväläre Lymphknoten im Abflussgebiet des fokalen Infektes • Meist homogenes KM-Enhancement • Bei zentraler Einschmelzung hypodenses, nicht anreicherndes Zentrum mit Rand-Enhancement • Teils Imbibierung des umgebenden Fettgewebes und Kutisverdickung • Meist einseitig • Bei nicht-tuberkulöser mykobakterieller Infektion häufig zentrale Einschmelzungen.

▶ **MRT-Befund**
Lymphknoten in T1w hypo-, in T2w hyperintens • Nach Gd-Gabe homogener Signalanstieg • Bei zentraler Einschmelzung hypointenses Zentrum nach Gd-Gabe in T1w.

▶ **Pathognomonischer Befund**
Vergrößerte, längsovale Lymphknoten (L/T-Quotient >> 2) • Homogene KM-Aufnahme • Teils zentrale Einschmelzung • Meist einseitig bei akuten bakteriellen Infektionen • Oft Verdichtung des umgebenden Fettgewebes • Bei nicht-tuberkulöser mykobakterieller Lymphadenitis oft submandibulär oder in Parotisloge mit Infiltration der Speicheldrüse.

Lymphadenitis colli

Abb. 146 Lymphadenitis colli. Im CT zeigt sich ein zentral eingeschmolzener, vergrößerter Lymphknoten. Unscharfe Begrenzung und Rand-Enhancement links dorsal der V. jugularis interna medial des M. sternocleidomastoideus.

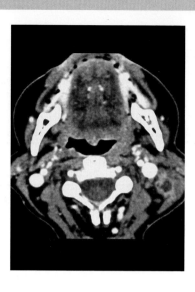

Klinik

▶ **Typische Präsentation**

Akute Lymphadenitis: Schwellung meist in den oberen und mittleren anterioren Halsweichteilen und submandibulär ● Meist einseitig ● Fieber ● Halsschmerzen ● Einschränkung der Halsbeweglichkeit ● Infektion des oberen Respirationstrakts oder Zahninfektion in der Vorgeschichte ● Druckdolente Lymphknotenschwellung.

Chronische Lymphadenitis: Länger dauernde, stärkere Lymphknotenschwellung ohne Rückbildungstendenz ● Keine akute Verschlechterung ● Nur subfebrile Temperaturen ● Insgesamt geringe Symptomatik.

Morbus Kikuchi-Fujimoto: Meist Frauen zwischen 10 und 30 Jahren ● Leukopenie ● In 50% geringes Fieber, Abgeschlagenheit und Diarrhö ● teils Übelkeit und Erbrechen ● Lymphknotenschwellung in 20% beidseitig.

▶ **Therapeutische Optionen**

Akute Lymphadenitis: Parenterale Antibiose (Penicillin, Cephalosporine der 2. und 3. Generation) ● Bei Abszedierung Inzision ● Evtl. Drainage ● Grundkrankheit behandeln.

Chronische Lymphadenitis: Grunderkrankung behandeln (z. B. Antituberkulotika, Pyrimethamin bei Toxoplasmose ● Bei atypischer Mykobakteriose Polychemotherapie ● Lokale Lymphknotenexzision, teils mit Exzision betroffener Speicheldrüsen ● Verbesserung des Immunstatus.

Morbus Kikuchi-Fujimoto: Meist selbstlimitierend.

Lymphadenitis colli

▶ **Verlauf und Prognose**
Akute Lymphadenitis: Unter Antibiose zügige Restitutio ad integrum • Wichtig ist die Therapie der Eintrittspforte (z. B. Zahnsanierung).
Chronische Lymphadenitis: Abhängig vom Erreger • Bei atypischer Mykobakteriose nach kompletter chirurgischer Exzision gute Prognose.
Morbus Kikuchi-Fujimoto: Meist spontane Restitutio in 8–10 Monaten.

▶ **Was will der Kliniker von mir wissen?**
Betroffene Lymphknotenstationen • Lymphknotengröße • Umgebungsreaktion • Einschmelzung • Alteration benachbarter Organe.

Differenzialdiagnose

reaktive Lymphadenopathie	– meist bei Virusinfektionen des oberen Respirationstrakts
	– meist schmerzlose Lymphknotenschwellung ohne Einschmelzungen
infektiöse Mononukleose	– generalisierte Lymphknotenschwellung mit Fieber und Pharyngitis
	– Hepatosplenomegalie
Lymphom/Metastasen	– schmerzlose Lymphknotenschwellung
	– teils Einschmelzungen
	– B-Symptomatik

Typische Fehler

Verwechselung mit Lymphom oder Metastasierung bei bildmorphologischer Lymphadenopathie möglich • Korrelation mit Klinik wichtig • Auf möglichen primären Infektionsherd achten.

Ausgewählte Literatur

Cengiz AB et al. Acute neck infections in children. Turk J Pediatr 2004; 46: 153–158
Danielides V et al. Diagnosis, Management and Surgical Treatment of Non-Tuberculous Mycobacterial Head and Neck Infection in Children. ORL 2002; 64: 284–289
Soon-Young K et al. CT Findings in Kikuchi Disease: Analysis of 69 cases. Am J Neuroradiol 2004; 25: 1099–1102

10 Tuberkulose

Kurzdefinition

▶ **Epidemiologie**
Inzidenz in Westeuropa: 5–20/100 000 pro Jahr ● Männer sind häufiger erkrankt als Frauen ● Risikogruppen: AIDS-Kranke, Alkoholiker, Drogenabhängige, Obdachlose, ältere Menschen ● Multiresistente Tuberkulose bei weltweit 50 Mio. Menschen.

▶ **Ätiologie/Pathophysiologie/Pathogenese**
Resistenzmindernde Faktoren mit erhöhtem Tuberkuloserisiko: Malnutrition, Diabetes mellitus, Lymphome, HIV, Silikose ● Bei intaktem Immunsystem erkranken nur 5% der Infizierten an Tbc ● Bei AIDS-Patienten erkranken 20% ● Hals-Tuberkulose ist in 90% eine postprimäre Erkrankung durch hämatogene Streuung (lokale Manifestation einer systemischen Erkrankung) ● In 5% orozervikale Primärinfektion ● Infektion mit säurefesten Stäbchen-Bakterien (Mykobakterium tuberculosis oder bovis) meist über Tröpfcheninfektion.

Zeichen der Bildgebung

▶ **Methode der Wahl**
Sonographie ● CT mit KM

▶ **Sonographie-Befund**
Vergrößerte Lymphknoten ● Echofreies bis -armes Zentrum ● Neigung zu Konglomeraten bei aktiver Tuberkulose ● Bei Verkalkungen echostarker Reflex ● In der farbkodierten Duplexsonographie verlagerte intranodale Gefäße.

▶ **CT-Befund**
Vergrößerte Lymphknoten, oft gruppiert ● Zentrale Hypodensität durch Einschmelzung ● Bei akuten Fällen in 90% ringförmiges Enhancement (breiterer Ring als bei Metastasen: über 20% des Durchmessers) ● Bei chronischen Veränderungen oft schollige oder homogene Verkalkungen.

▶ **MRT-Befund**
Lymphknotenvergrößerung ● Unspezifisches Signal ● Bei Einschmelzungen ringförmiges Enhancement nach Gd-Gabe mit zentral niedrigem Signal in T1w und hyperintensem Signal in T2w.

▶ **Pathognomonischer Befund**
Meist beidseitige und/oder multiple Lymphknotenvergrößerung ● Involvierte Lymphknoten oft in dorsalen und kaudalen Halspartien ● Bei Einschmelzung zentrale Hypodensität im CT und ringförmiges Enhancement.

Klinik

▶ **Typische Präsentation**
Meist subakuter bis chronischer Verlauf ● Mäßig derbe Lymphknotenschwellung, oft beidseitig ● Geringe Allgemeinsymptomatik ● Subfebrile Temperatur ● Nachtschweiß ● Gewichtsverlust ● Kaum Schmerzen ● Neigung zu Hautinfiltrationen und Fistelungen ● Oft erfolglose antibiotische Anbehandlung ● Positiver Tuberkulin-Test ● Goldstandard der Diagnostik ist der kulturelle Nachweis.

Tuberkulose

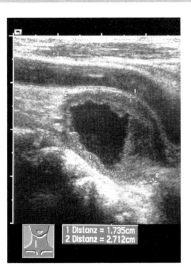

Abb. 147 Tuberkulose. Sonographisches Bild eines vergrößerten, zentral echoarmen, zervikalen Lymphknotens bei einem 15-jährigen Patienten mit HIV und Tuberkulose.

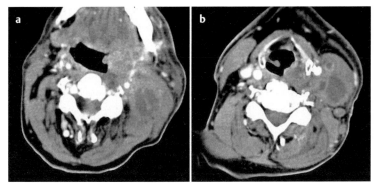

Abb. 148 a, b Im CT große, zentral eingeschmolzene Raumforderung links zervikal, die medial dem M. sternocleidomastoideus anliegt (**a**). Unscharfe Begrenzung, breites KM-Rand-Enhancement und Umgebungsreaktion, angrenzend 2 weitere eingeschmolzene Lymphknoten (**b**).

▶ **Therapeutische Optionen**
Primär konservativ: 6- bis 9-monatige Dreifachtherapie mit Tuberkulostatika (Isoniazid, Rifampicin, Pyrazinamid) • Chirurgische Intervention nur adjuvant bei großen, zentral eingeschmolzenen Lymphknotenpaketen oder Fistelbildung.

▶ **Verlauf und Prognose**
Über 90% aller Infektionen verlaufen klinisch inapperent • Therapieerfolg abhängig von resistenzmindernden Begleiterkrankungen und von frühzeitig einsetzender Therapie.

▶ **Was will der Kliniker von mir wissen?**
Nachweis und Lokalisation betroffener Lymphknoten • Einschmelzungen • Zeichen einer Fistelung.

Differenzialdiagnose

nicht-tuberkulöse mykobakterielle Lymphadenitis	– meist Kleinkinder betroffen – meist einseitig – meist nur 1 Lymphknotengruppe – v. a. submandibulär und präaurikulär – selten Allgemeinsymptome
Sarkoidose	– doppelseitige, derbe Lymphknotenschwellung – oft supraklavikulär – meist mit bihilärer Lymphadenopathie – bei Abheilung oft grobschollige Verkalkungen
Lymphom	– bei NHL oft generalisierter Befall – bei Morbus Hodgkin selten Einschmelzungen

Typische Fehler

Schwierige Differenzierung von Abszedierungen oder Tumornekrosen bei zentralen Einschmelzungen • Wichtig: Bei zervikaler Lymphadenopathie differenzialdiagnostisch an Tuberkulose denken.

Ausgewählte Literatur

Jäckel MC, Sattler B. Tuberkulöse und nichttuberkulöse mykobakterielle Erkrankungen der Halslymphknoten. HNO 2001; 49: 320–333

Reede DL, Bergeron RT. Cervical tuberculous adenitis: CT manifestations. Radiology 1985; 154: 701–704

Ying M et al. Accuracy of sonographic vascular features in differentiating different causes of cervical lymphadenopathy. Ultrasound Med Biol 2004; 30 (4): 441–447

Lymphom

Kurzdefinition

▶ **Epidemiologie**
Morbus Hodgkin (HL): Inzidenz 3/100 000 pro Jahr • Geschlechterverhältnis: M : W = 3 : 2 • Häufigkeitsgipfel um das 30. und 60. Lebensjahr • Zervikaler Befall am häufigsten.
Non-Hodgkin-Lymphom (NHL): 5 – 10/100 000 pro Jahr • Geschlechterverhältnis: M : W = 1,5 : 1 • Häufigkeitsgipfel im höheren Lebensalter • 1000fach erhöhte Inzidenz bei AIDS-Patienten • Betroffene Zellreihe: 80 – 85 % B-Zellreihe, 15 – 20 % T-Zellreihe • Zweithäufigste Neoplasie von Kopf und Hals (5 %). 50 % nodaler, 10 – 20 % extranodaler Befall

▶ **Ätiologie/Pathophysiologie/Pathogenese**
- *Morbus Hodgkin:* Ätiologie unbekannt • Assoziation mit Epstein-Barr-Virus
- *NHL:* Assoziation mit Epstein-Barr- und HTLV-1-Virus • Teils tumorspezifische Gen-Mutationen

▶ **Stadieneinteilung**
Ann-Arbor-Klassifikation:
- Stadium I: einzelne Lymphknotenregion befallen • Lokalisierter Befall eines einzelnen extralymphatischen Organs
- Stadium II: 2 oder mehrere Lymphknotenregionen auf gleicher Zwerchfellseite befallen • Lokalisierter Befall eines einzelnen extralymphatischen Organs und/oder regionärer Lymphknoten und/oder anderer Lymphknotenregionen auf gleicher Zwerchfellseite
- Stadium III: Lymphknotenregionen auf beiden Zwerchfellseiten und/oder lokalisierter Befall eines einzelnen extralymphatischen Organs
- Stadium IV: disseminierter (multifokaler) Befall extralymphatischer Organe und/oder regionärer Lymphknotenbefall

Zeichen der Bildgebung

▶ **Methode der Wahl**
Sonographie • CT mit KM

▶ **Sonographie-Befund**
Vermehrte und vergrößerte Lymphknoten • Meist kugelige Form • Ausgeprägte Echoarmut • Oft fehlender Hilusreflex • Scharfe Begrenzung • Ausgeprägte Hypervaskularisierung mit baumartigem intranodalen Gefäßmuster in der farbkodierten Duplexsonographie • Hoher intranodaler Widerstandsindex (RI < 0,8).

▶ **CT-Befund**
Befallene Lymphknoten sind muskelisodens • Neigung zur Konglomeratbildung • Bei Morbus Hodgkin meist homogene Dichte der Lymphknoten • Bei NHL teils zentral hypodense, nekrotische Lymphknoten • Nur geringes Enhancement nach KM-Gabe • Selten starkes Enhancement bei NHL • Verkalkungen meist nur nach Therapie.

▶ **MRT-Befund**
Befallene Lymphknoten isointens zur Muskulatur in T1w und hyperintens in T2w und STIR • Wie bei CT meist homogenes Enhancement nach Gd-Gabe • Bei Morbus

10 Lymphom

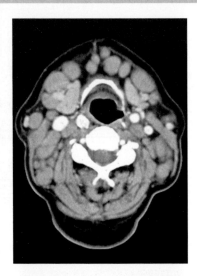

Abb. 149 Zervikales Lymphom bei einer Patientin mit CLL. CT nach KM-Gabe. Insbesondere im vorderen und lateralen Halsdreieck stark zahlenmäßig vermehrte und vergrößerte zervikale Lymphknoten, die sich iso- bis hyperdens im Vergleich zur umgebenden Muskulatur darstellen.

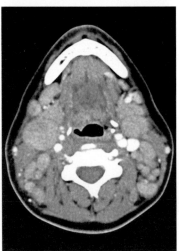

Abb. 150 Non-Hodgkin-Lymphom. CT nach KM-Gabe. Submandibulär, parajugular und dorsal des M. sternocleidomastoideus befinden sich stark vergrößerte und zahlenmäßig vermehrte Lymphknoten. Die Lymphknoten sind oval bis rundlich konfiguriert, nehmen homogen KM auf und stellen sich hyperdens zum umgebenden Muskelgewebe dar.

Hodgkin zentrale Nekrosen in T2w hyperintens, in T1w stark hypointens • hohes Signal in T2w nach USPIO-Gabe in befallenen Lymphknoten.
- **Pathognomonische Befunde**
  Vermehrte und vergrößerte Lymphknoten • L/T-Quotient < 2 • Oft beidseits Lymphknotenkonglomerate • Bei Morbus Hodgkin meist homogenes Signal und Dichte • Bei NHL-Befall teils zentral nekrotische Lymphknoten • Differenzierung zwischen Morbus Hodgkin und NHL bildmorphologisch nicht eindeutig möglich • NHL häufiger generalisiert • Morbus Hodgkin meist lokale Manifestation.

Klinik

- **Typische Präsentation**
  Multiple, meist beidseitige, schmerlose, zervikale Schwellungen • Nachtschweiß • Fieber • Gewichtsabnahme • Evtl. Hauterscheinungen • Juckreiz.
- **Therapeutische Optionen**
  Therapie abhängig von Stadium, Zelltyp und Patientenalter • Bei niedrigmalignem NHL und Morbus Hodgkin mit günstiger Prognosegruppe meist nur Radiatio • Bei intermediärer Prognosegruppe oder hochmalignen NHL Chemotherapie und Radiatio • Bei ungünstiger Prognosegruppe bei Morbus Hodgkin Polychemotherapie • Bei rezidivierendem Morbus Hodgkin Knochenmark- oder Stammzelltransplantation.
- **Verlauf und Prognose**
  Morbus Hodgkin: Heilungsquote 50–90% je nach Prognosegruppe • Erhöhtes Risiko für therapiebedingte Zweitneoplasie.
  Niedrigmalignes NHL: Langsame Progredienz • Meist generalisiertes Stadium ohne Heilungschance • Überlebenszeit 2–10 Jahre • 50% Heilungsrate bei lokalisiertem Stadium.
  Hochmalignes NHL: Rasche Progredienz • 10–15% lokalisiert • 85–90% generalisiert • Unbehandelt kurze Überlebenszeit • Behandelt ca. 50% Heilung.
- **Was will der Kliniker von mir wissen?**
  Welche Lymphknotenstationen sind befallen? • Befall extranodaler Organe • Alteration von Nerven/Gefäßen.

Differenzialdiagnose

Sarkoidose	– teils diffuse zervikale Lymphadenopathie
	– meist mit mediastinalen/hilären Lymphknotenvergrößerungen
	– teils grobschollige Verkalkungen
Metastasen	– Befall nach Lymphabfluss des Primarius
	– große Lymphknotenmetastasen oft zentral nekrotisch
Lymphadenitis colli	– Infektkonstellation
	– schmerzhafte Lymphknotenschwellung
	– zentrale Einschmelzung möglich

Lymphom

Typische Fehler

Verwechselung physiologischer Strukturen mit vergrößerten Lymphknoten, z.B. Mm. scaleni, M. digastricus, Glandula submandibularis • Zur Unterscheidung sind koronare und sagittale Schichten bzw. Rekonstruktionen hilfreich • Differenzierung zwischen Lymphom und Lymphknotenmetastasen ohne klinische Angaben oft bildmorphologisch nicht möglich.

Ausgewählte Literatur

Fishman EK et al. CT of lymphoma: spectrum of disease. Radiographics 1991; 11 (4): 647–669

Kaji AV et al. Imaging of cervical lymphadenopathy. Semin Ultrasound CT MRI 1997; 18: 220–249

Mende U et al. Sonographische Kriterien für Staging und Verlaufskontrolle bei malignen Lymphomen. Radiologe 1997; 37: 19–26

Metastase

Kurzdefinition

▶ **Epidemiologie**
Metastasierungshäufigkeit: Oropharynx 70%, Hypopharynx 70%, Nasopharynx 60%, Kopfspeicheldrüsen 50%, Mundhöhle 45%, Mittelohr 30%, Kehlkopf 25%, Nase und NNH 20% • 40% der metastatisch befallenen Lymphknoten sind kleiner als 1 cm.

▶ **Ätiologie/Pathophysiologie/Pathogenese**
Primärtumoren stammen meist aus der Kopf-Hals-Region • Lymphatische Metastasierung vorwiegend von Plattenepithelkarzinomen, insbesondere des Waldeyer-Rachenrings • Auch lymphoepitheliale Tumoren möglich, seltener maligne Melanome • Weg der Metastasierung richtet sich nach dem Lymphabfluss des Primärtumors.

Regionäre Lymphknoten (TNM-Klassifikation) für Kopf-Hals-Tumoren ohne Schilddrüsentumoren:
- N1: ipsilateral solitär ≤ 3 cm
- N2a: ipsilateral solitär 3–6 cm
- N2b: ipsilateral multipel ≤ 6 cm
- N2b: beidseitig, kontralateral ≤ 6 cm
- N3: > 6 cm

Klassifikationsschema des Lymphknoten-Levels nach AJCC:
- Level I: kranial des Zungenbeins, kaudal des M. myohyoideus, ventral des dorsalen Randes der Glandula submandibularis
- Level II: kraniokaudale Ausdehnung von Schädelbasis bis Zungenbein, dorsal des Hinterrandes der Glandula submandibularis, ventral des dorsalen Randes des M. sternocleidomastoideus
- Level III: kraniokaudale Ausdehnung vom Zungenbein bis zum kaudalen Rand des Ringknorpels, ventral des dorsalen Randes des M. sternocleidomastoideus
- Level IV: kraniokaudale Ausdehnung vom kaudalen Rand des Ringknorpels bis in Höhe der Claviculae, ventral einer Linie zwischen dorsalem Rand des M. sternocleidomastoideus und posterolateralen Rand des M. scalenus anterior
- Level V: kraniokaudale Ausdehnung von Schädelbasis bis zu den Claviculae, dorsal einer Linie zwischen dorsalem Rand des M. sternocleidomastoideus und posterolateralem Rand des M. scalenus anterior
- Level VI: kraniokaudale Ausdehnung vom kaudalen Rand des Zungenbeins bis zum Manubrium sterni, medial der A. carotis communis
- Level VII: kaudal des kranialen Randes des Manubrium sterni, medial der A. carotis communis

Zeichen der Bildgebung

▶ **Methode der Wahl**
CT mit KM • MRT mit USPIO

▶ **CT-Befund**
Lymphknoten-Querdurchmesser > 1 cm • Eher kugelige Lymphknotenform • KM-Enhancement kann homogen, inhomogen oder peripher sein • Zentrale hypodense Einschmelzungen möglich • Fehlendes Hilusfettzeichen.

10 Metastase

Abb. 151 Metastase. Im CT vermehrte und vergrößerte Lymphknoten rechts in der zervikalen Gefäß-Nerven-Scheide mit Pelottierung der V. jugularis interna und Verlagerung des M. sternocleidomastoideus nach dorsal bei einem Patienten mit Zungenkarzinom. Beachte den runden, KM anreichernden sublingualen Lymphknoten.

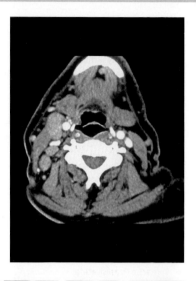

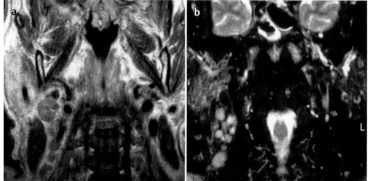

Abb. 152 a, b In der koronaren T1w (**a**) erkennt man rechts zervikal multiple vergrößerte Lymphknoten mit intermediärem bis hypointensem Signal entlang der Gefäß-Nerven-Scheide. In der STIR-Sequenz (**b**) deutliche Signalanhebung der rechtsseitigen Lymphknotenmetastasen.

- **MRT-Befund**
  Kugelige Form ● Lymphknotenvergrößerung ● 3 oder mehr Lymphknoten in gruppierter Anordnung ● Signalgebung in nativer T1w oder T2w unspezifisch ● Zentrale Tumornekrose hyperintens in T2w und in T1w v. a. nach Gd-Gabe deutlich hypointens zum Randbereich ● Hohe Sensitivität und Treffsicherheit für MRT mit USPIO ● Hierbei entsprechen hyperintense exzentrische oder zentrale Lymphknotenareale in T2w tumorbefallenen Arealen.
- **Sonographie-Befund**
  Kugelige Lymphknotenform (L/T-Quotient < 2) ● Echoarm ● Regressive Veränderungen ● Kein Hilusreflex ● Manchmal unscharfe Begrenzung ● Schwache Vaskularisierung ● Irreguläres Vaskularisierungsmuster (Radspeichentyp) in farbkodierter Duplexsonographie ● Höherer intranodaler Widerstandindex als benigne Lymphknoten (RI > 0,8).
- **Pathognomonische Befunde**
  Lymphknoten > 4 cm ● L/T-Quotient < 2 cm ● Gruppierte Lymphknotenanordnung ● Fehlendes Hilusfettzeichen ● Zentrale Nekrose ● Zentraler, exzentrischer oder generalisierter Signalanstieg in T2w nach USPIO-Gabe.

Klinik

- **Typische Präsentation**
  Derbe, schmerzlose, rundliche Formation ● Oberflächliche Lymphknotenmetastasen sind wegen ihrer geringer Größe in 10 % der Fälle okkult ● Schwierige Palpation in tieferen Regionen.
- **Therapeutische Optionen**
  Chirurgische Exzision des Primarius und Ausräumung der betroffenen Lymphknotenstationen mit „neck dissection":
  - radikale „neck dissection": Resektion der Lymphknotengruppen Level I–V (S. 249) mit M. sternocleidomastoideus, V. jugularis interna, N. accessorius
  - modifizierte radikale „neck dissection": Resektion der Lymphknotengruppen Level I–V (S. 249) ohne Resektion von Muskel, Vene und Nerv
  - selektive „neck dissection": zervikale Lymphadenektomie in 1 oder mehreren Stationen der Level I–V (S. 249)

  Postoperativ Bestrahlung.
- **Verlauf und Prognose**
  Metastasierungshäufigkeit undifferenzierter Karzinome ist stärker als bei ausdifferenzierten Karzinomen ● Bei fixierten Lymphknoten ungünstige Prognose ● Bei Einbruch in die A. carotis communis oder interna inoperabel ● Reduktion der Langzeit-Überlebensrate um bis zu 50 % bei Lymphknotenmetastasen.
- **Was will der Kliniker von mir wissen?**
  Lokalisation vergrößerter und/oder verdächtiger Lymphknoten anhand der Einteilung des AJCC-Schemas (S. 249) ● Nerven- und/oder Gefäßinfiltration ● Organbefall.

Differenzialdiagnose

zervikales Lymphom	– Unterscheidung von Lymphknotenmetastasen oft schwierig – Neigung zur Konglomeratbildung – bei Morbus Hodgkin oft zentrale Nekrosen
Jugularvenenthrombose	– tubuläre Masse in der V. jugularis interna
Lymphadenitis colli	– Infektkonstellation – schmerzhafte Lymphknotenschwellung – zentrale Einschmelzung möglich

Typische Fehler

Verwechslung physiologischer Strukturen mit vergrößerten Lymphknoten, z. B. Mm. scaleni, M. digastricus, Glandula submandibularis • Zur Unterscheidung sind koronare Schichten bzw. Rekonstruktionen hilfreich • Differenzierung zwischen Lymphom und Lymphknotenmetastasen ohne klinische Angaben oft bildmorphologisch nicht möglich.

Ausgewählte Literatur

Curtin HD et al. Comparison of CT and MR imaging in staging of neck metastases. Radiology 1998; 207: 123–130

Scheidler JH et al. Radiological evaluation of lymph node metastases in patients with cervical cancer. A meta-analysis. J Amer med Ass 1997; 278: 1096–1101

Sigal R et al. Lymph node metastases from head and neck squamous cell carcinoma: MR imaging with ultrasmall superparamagnetic iron oxide particles (Sinerem MR) – results of a phase-III mulitcenter clinical trial. Eur Radiol 2002; 12: 1104–1113

Som PM et al. Imaging based nodal classification for evaluation of neck metastatic lymphadenopathy. AJR 2000; 174: 837–844

Sachverzeichnis

A

Abszess
- dentogen 114
- Halszyste
- – laterale 204
- – mediane 152
- – DD Hämatom, zervikales 207
- interkranieller 36
- DD Jugularvenenthrombose 210
- paralaryngealer 134
- parapharyngealer 115 ff
- DD Pharynxkarzinom 120
- prävertebraler, zervikaler 138 ff
- subperiostaler 53 f
- zervikaler 214 ff
Adenoid-Karzinom 158
Adenokarzinom 199
Adenom
- pleomorphes 193 ff
- – Aneurysma, Arteria carotis interna 213
- – Dissektion, Arteria carotis interna 213
- – DD Speicheldrüsenkarzinom 201
- – DD Warthin-Tumor 180
- – DD Abszess
- – parapharyngealer 117
- – zervikaler 216
- – DD Phlegmone 216
Aderhaut, Melanom 68 f
Aderhautmetastase 74
Akustikusschwannom 42 f
Ameloblastom 165 ff
- DD Zyste
- – dentogene 158
- – nicht-dentogene 149
Aneurysma, ACI 211 ff
- DD Abszess, parapharyngealer 117
Angioödem 132 f
Aquäduktsyndrom, vestibuläres 27
Arachnoidzyste 4 ff
Arythenoidgelenksarthritis
- DD Karzinom
- – glottisches 146
- – supraglottisches 143

Aspergillus 91
Ästhesioneuroblastom 18 ff
- DD Meningeom 16
Azinuszellkarzinom 199
- DD Abszess, zervikaler 216
- DD Phlegmone 216

B

Barrett-Schleimhaut 129
Borreliose 33
Bronchialkarzinom 173
Bursa pharyngealis
 s. Thornwaldt-Zyste 106
Bürstenschädel 3

C

Chandler-Klassifikation 53
Cherubismus 10
Choanalpolyp 86 ff
- DD Mukozele 90
- DD Nasen-Rachen-Angiofibrom 98
- DD Papillom, invertiertes 100
- DD Thornwaldt-Zyste 108
Cholesteatom 39 ff
- Otitis media 36 f
- DD Paragangliom 46
- DD Rhabdomyosarkom 48
Cholesteringranulom
- DD Cholesteatom 41
- Pneumatisation, Pyramidenspitze 24
Chondrosarkom
- DD Clivuschordom 18
- DD Karzinom
- – glottisches 146
- – supraglottisches 143
- DD Osteomyelitis, Unterkiefer 164
Chordom, zervikales 140
Clivuschordom 17 f
Cocain-Nase 96
Concha bullosa 76 f
Cortisontherapie 55

Sachverzeichnis

D

Dermoid
- DD Granulom, eosinophiles 14
- DD Halszyste, mediane 152
- DD Ranula 182

Dermoidzyste
- DD Abszess
- - parapharyngealer 117
- - zervikaler 216
- DD Hygrom, zystisches 219
- DD Phlegmone 216

Dissektion, Arteria carotis interna 211 ff
Diszitis s. Spondylodiszitis 109
Divertikel, hypopharyngeales 128

Dopplung
- Aneurysma, Arteria carotis interna 213
- Dissektion, Arteria carotis interna 213

Dysplasie, fibröse 10 ff
- DD Hyperostosis frontalis 3
- DD Osteomyelitis, Unterkiefer 164
- DD Otosklerose 26

E

EEC-Syndrom 175
Ehlers-Danlos-Syndrom 211
Eisbergtumor 193
Eistütenkonfiguration 42

Ektasie
- Aneurysma, Arteria carotis interna 213
- Dissektion, Arteria carotis interna 213

Encephalomyelitis disseminata
- DD Fazialisparese, sekundäre 33
- DD Optikusneuritis 57

Enhancement, normales 35

Entzündung, parapharyngeale
- DD Abszess, zervikaler 216
- DD Phlegmone 216

Enzephalozele 7 ff
- DD Choanalpolyp 88
- DD Mittelgesichtsfraktur 80
- Status, postoperativer 84
- DD Thornwaldt-Zyste 108

Epidermoid
- DD Arachnoidalzyste 6
- DD Cholesteatom 39
- DD Enzephalozele 8
- Pneumatisation, Pyramidenspitze 24

Epidermoidzyste
- DD Abszess
- - parapharyngealer 117
- - zervikaler 216
- DD Phlegmone 216
- DD Ranula 182

Epiduralabszess 111
Epiglottitis 132

Ewing-Sarkom
- DD Granulom, eosinophiles 14
- DD Osteomyelitis, Unterkiefer 164

F

Facialisparese 33 ff
- Felsenbeinfraktur 30
- Rhabdomyosarkom 47

Fasziitis 155
Fazialisneurinom 35
Felsenbein 25 ff
Felsenbeinanomalie 27 ff
Felsenbeinfraktur 30 ff
Felsenbeinspitze, pneumatische 22 f

Fibrom
- ossifizierendes 11
- DD Zyste, nicht-dentogene 149

Fibrosarkom
- DD Karzinom, supraglottisches 143
- DD Mundhöhlenabszess 161
- DD Osteomyelitis, Unterkiefer 164

Fraktur 32
Fröschleingeschwulst s. Ranula 181

G

Gehörgangsatresie 27
Gehörknöchelchendislokation 30
Glandula parotidea 174

Sachverzeichnis

Glandula sublingualis 174
Glandula submandibularis 174
Glaskörper, hyperplastischer, persistierender 66
Gliom, nasales 8
Glomus-caroticum-Tumor 44
Glomus-jugulare-Tumor 44f
Glomustumor s. Paragangliom
Glomus-tympanicum-Tumor 44
- DD Cholesteatom 41
Glottiskarzinom 134
Glottisödem 134
Goldenhar-Syndrom 27, 29
Gradenigo-Syndrom 36
Granulom, eosinophiles 13f
- DD Dysplasie, fibröse 11

H

Haller-Zelle 76
Halsabszess 219
Halsweichteil 202ff
Halszyste
- laterale 202ff
- - DD Hygrom, zystisches 219
- - DD Laryngozele 128
- mediale 219
- mediane 150ff
- - DD Laryngozele 128
Hämangioendotheliom 59
Hämangiom 219ff
- DD Enzephalozele 8
- DD Hygrom, zystisches 219
- kapilläres 59
- kavernöses 59
- Orbita 59ff
- DD Pseudotumor orbitae 56
Hamartom 225
Hämatom
- DD Halszyste
- - laterale 204
- - mediane 152
- zervikales 205ff
Hämatotympanon 30
Hanteltumor 193

Herpes simplex
- Facialisparese, primäre 33
- Optikusneuritis 57
Hiatushernie 129
Histiozytose 72
HIV 189
Hochstand, Bulbus v. jugulari 46
Hörverlust, sensoneuraler 25
Hygrom, zystisches 217ff
- Halszyste, laterale 204
- Hämangiom 222
- Ranula 182
Hyperostosis frontalis 1ff
Hyperparathyreoidismus 3
Hyperplasie
- adenoide 108
- lymphatische, reaktive 72
- lymphoide 114
- tonsilläre
- - DD Pharynxkarzinom 120
- - DD Tonsillenlymphom 124
- - DD Zungenkarzinom 170
Hypopharynxkarzinom 118ff
Hypopharynxdivertikel
  s. Zenker-Divertikel 129

I

Immunsuppression 94
Innenohrfehlbildung 27
Intubation 132
Inzisivuskanalzyste 158

J

Jugularvenenthrombose 208ff
- Metastase 252

Sachverzeichnis

K

Karposi-Sarkom
- DD Mundbodenkarzinom 173
- DD Pharynxkarzinom 120
- DD Zungenkarzinom 170

Karzinom
- DD Abszess, parapharyngealer 117
- adenoid-zystisches 199
- - DD Abszess, zervikaler 216
- - DD Adenom, pleomorphes 195
- - DD Lymphom 197
- - DD Phlegmone 216
- glottisches 144
- DD Lymphom 197
- Nasennebenhöhle 101 f
- DD Non-Hodgkin-Lymphom 105
- supraglottisches 141 ff
- - DD Larynxödem 134

Karzinominfiltration, sekundäre 149
Kasabach-Merritt-Syndrom 222
Keratozyste 158
- DD Ameloblastom 167
- DD Zyste, nicht-dentogene 149
Kieferzyste, globulomaxilläre 148
Killian-Dreieck 129
Kleinhirnbrückenwinkeltumor 42
Knochenmetastase 3
Knochennaht 80
Knochenneubildung, postinflammatorische 26
Knochentumor 14
Knochenzyste
- aneurysmatische
- - DD Ameloblastom 167
- - DD Zyste, dentogene 158
- solitäre 148
Kochleaaplasie 27
Kolloidzyste, hämorrhagische
- Schilddrüsenkarzinom 232
- Struma 228

L

Laimer-Divertikel
- DD Laryngozele 128
- DD Zenker-Divertikel 131
Laryngopyozele 126
Laryngozele 126 ff
- DD Halszyste, mediane 152
- DD Zenker-Divertikel 131
Larynx
- Normalbefund 125
- Wegener-Granulomatose 146
Larynx-Ödem 132 ff
Levy-Hollister-Syndrom 175, 177
Lipoadenom 225
Liquorrhö 30
Lupus erythematodes, systemischer 57
Lymphadenitis, mykobakterielle, nicht-tuberkulöse 244
Lymphadenitis colli
- akute 239
- chronische 239
- Lymphom 247
- Metastase 252
- zervikale, akute 239
Lymphadenopathie
- Nebenschilddrüsenadenom 225
- reaktive 241
Lymphangiom
- DD Enzephalozele 8
- DD Hämangiom 222
- - Orbita 60
- DD Pseudotumor orbitae 56
Lymphknoten 236 ff
- Abszess
- - parapharyngealer 117
- - zervikaler 216
- Phlegmone 216
- Normalbefund 236 f
Lymphknotenschwellung
- DD Hämatom, zervikales 207
- DD Jugularvenenthrombose 210
Lymphknotenvergrößerung
- entzündliche 204
- DD Halszyste
- - laterale 204

Sachverzeichnis

– – mediane 152
– maligne 204
Lymphom 245 ff
– DD Hämangiom, Orbita 60
– DD Lymphadenitis colli 241
– orbitales 72 f
– DD Orbitopathie, endokrine 52
– DD Pseudotumor orbitae 55
– DD Rhabdomyosarkom 48
– Speicheldrüse 196 ff
– DD Speicheldrüsenkarzinom 201
– DD Tuberkulose 244
– DD Warthin-Tumor 180
– zervikales, Metastase 252
Lymphombefall, kleinnodulärer 198

M

Makuladegeneration, senile 69
Malformation, vaskuläre 222
MALT-Lymphom 196
Marfan-Syndrom 211
Mastoiditis 36
Mastoidverschattung, Sinusvenenthrombose 37
McCune-Albright-Syndrom 10
Melanom, Aderhaut 68 f
Meningeom 14 f
– DD Aneurysma, Arteria carotis interna 213
– DD Arachnoidalzyste 6
– DD Dissektion, Arteria carotis interna 213
– DD Kleinhirnbrückenwinkel 43
– DD Optikusneuritis 58
Meningitis, otogene 30
Meningo-Enzephalozele, frontobasale 8
Metastase 249 ff
– Aderhaut 74
– DD Clivuschordom 18
– DD Hämangiom, Orbita 60
– DD Lymphadenitis colli 241
– DD Lymphom 247
– – Speicheldrüse 197
– DD Meningeom 16

– DD Osteomyelitis, Unterkiefer 164
– DD Pseudotumor orbitae 55
– DD Rhabdomyosarkom 48
– DD Speicheldrüsenabszess 191
– DD Speicheldrüsenkarzinom 201
Michel-Dysplasie 27
Milchglastrübung 10
Mittelgesichtsfraktur 78 ff
Mittellinientumor, Nasennebenhöhle 21
Mittelohrentzündung 30
Mondini-Malformation 27
Mononukleose, infektiöse 241
Morbus Abt-Letterer-Siwe 13
Morbus Basedow 50
Morbus Coats 66
Morbus Hand-Schüller-Christian 13
Morbus Hodgkin 245
Morbus Paget
– Dysplasie, fibröse 11
– Hyperostosis frontalis 3
– Otosklerose 26
Morbus Wegener 94 ff
– Abszess subperiostaler 54
– DD Karzinom 102
– Sinusitis 83
Morgagni-Syndrom 1
Mukoepidermidkarzinom
– DD Abszess, zervikaler 216
– DD Adenom, pleomorphes 195
– DD Phlegmone 216
– DD Speicheldrüsenabszess 191
– DD Speicheldrüsenkarzinom 199
– DD Warthin-Tumor 180
– DD Zyste, dentogene 158
Mukosazyste 108
Mukozele 89 f
– Pneumatisation, Pyramidenspitze 24
Mumps 57
Mundbodenkarzinom 171 ff
Mundhöhle 147 ff
Mundhöhlenabszess 159 ff
Muskelatrophie, einseitige 153
Muskelhypertrophie, einseitige 161
Myelom 149
Mykose 91 ff

257

Sachverzeichnis

Myositis
- DD Abszess, subperiostaler 54
- Muskelatrophie, einseitige 155
- DD Orbitaspitzenmetastase 75
- DD Orbitopathie, endokrine 52
- DD Pseudotumor orbitae 56

Myxom 149

N

Nasennebenhöhle 76 ff
- Normvariante, anatomische 76 f
- Karzinom 101 f
- Tumor, benigner 90
- Verschattung, tumorbedingte 83

Nasen-Rachen-Angiofibrom 97 f
- juveniles 88
- Papillom, invertiertes 100

Nasopharynx 118 f
- Karzinom 88
- Pharynxkarzinom 119 f
- Tonsillenlymphom 124

Nebenschilddrüsenadenom 223 ff
Nebenschilddrüsenkarzinom 225
Netzhautablösung
- Aderhaut, Melanom 69
- Retinoblastom 66

Neurinom 33
- DD Aneurysma, Arteria carotis interna 213
- DD Dissektion, Arteria carotis interna 213
- zystisches 204

Neuroblastom, olfaktorisches 19
Neurofibromatose Typ II
- Meningeom 15
- Akustikusschwannom 42

NNH s. Nasennebenhöhle
Non-Hodgkin-Lymphom 103 ff
- DD Karzinom 102
- DD Lymphom 245 ff
- DD Morbus Wegener 96
- DD Schilddrüsenkarzinom 232
- Speicheldrüse 196
- DD Struma 228

- tonsilläres
- - DD Peritonsillarabszess 114
- - DD Pharynxkarzinom 120
- - DD Zungenkarzinom 170

O

Olfaktoriusmeningeom 21
Onodizelle 76 f
Optikusgliom 62 ff
- DD Optikusmeningeom 71
- DD Optikusneuritis 58
Optikusmeningeom 70 f
- DD Optikusgliom 64
Optikusneuritis 57 f
- DD Optikusgliom 64
- DD Optikusmeningeom 71
Orbita 50 ff
Orbitabodenfraktur 79
Orbitaspitzenmetastase 74 f
Orbitopathie, endokrine 50 ff
Oropharynx 118
- Pharynxkarzinom 120
- Tonsillenlymphom 124
Ösophaguskarzinom
- Abszess, prävertebraler, zervikaler 140
- zervikales, Zenker-Divertikel 131
Ossifizierung, Schildknorpelfraktur 136
Osteochondrose, aktivierte 111
Osteodystrophie 25
Osteomyelitis
- Dysplasie, fibröse 11
- Granulom, eosinophiles 14
- Unterkiefer 162 ff
Osteomyelitis, vertebrale
(s. auch Spondylodiszitis) 109
Osteoradionekrose 164
Osteosarkom 164
Otitis maligna externa 37
Otitis media 36 ff
- chronische 47
- - Ossikeldestruktion 41
Otorrhö, schmerzlose 47
Otosklerose 25 f

Sachverzeichnis

Otospongiose 25 f
Otosyphilis 26

P

Papillom
- invertiertes 99
- - DD Non-Hodgkin-Lymphom 105
- DD Karzinom, glottisches 146
- DD Mukozele 90
Paragangliom 44 ff
- DD Aneurysma, Arteria carotis interna 213
- DD Dissektion, Arteria carotis interna 213
Parotiskarzinom 200
Parotitis
- chronisch rezidivierende 183, 185 f
- epidemica 183
Peritonsillarabszess 111 ff
- Abszedierung, dentogene 114
Pfeffer-Salz-Muster 44
Pharynx 106 ff
Pharynxkarzinom 118 ff
Phlegmone 214 ff
- DD Mundhöhlenabszess 161
- DD Muskelatrophie, einseitige 155
- parapharyngeale 117
Pilzinfektion 91 ff
Pilzsinusitis, invasive 102
Plasmozytom
- DD Clivuschordom 18
- DD Lymphom, orbitales 72
Plattenepithelkarzinom
- DD Papillom, invertiertes 100
- DD Rhabdomyosarkom 48
- DD Speicheldrüsenkarzinom 199
- sublinguales 172
- DD Tonsillenlymphom 124
- Zunge 169
Pneumatisation, Pyramidenspitze 22 ff
Polyp 86
Polyposis nasi 81
- Non-Hodgkin-Lymphom 105
- Rezidiv 84

Postoperativer Status 84
Prozess, neoplastischer 111
Pseudofraktur 31
Pseudotumor
- vaskulärer 213
- orbitae 55 f
- - DD Abszess, subperiostaler 54
- - DD Hämangiom, Orbita 60
- - DD Lymphom, orbitales 72
- - DD Optikusmeningeom 71
- - DD Optikusneuritis 58
- - DD Orbitaspitzenmetastase 75
- - DD Orbitopathie, endokrine 52
Pubertas praecox 10
Pulsationsdivertikel
   s. Zenker-Divertikel 129
Pyramidenspitze, Pneumatisation 22 ff

R

Ranula 181 f
Rathke-Zyste 108
Reflux, gastroösophagealer 129
Reinke-Ödem 132
Resttumor 235
Retentionszyste 81
- adenoide 108
- Glandula submandibularis 182
- DD Papillom, invertiertes 100
- tonsilläre 114
Retinoblastom 65 f
- DD Aderhaut, Melanom 69
- hereditäres 65
Rhabdomyosarkom 47 ff
- DD Hämangiom, Orbita 60
- DD Karzinom, supraglottisches 143
- DD Mundhöhlenabszess 161
- DD Nasen-Rachen-Angiofibrom 98
- DD Osteomyelitis, Unterkiefer 164
Riesenzelltumor 11
Röteln 57

Sachverzeichnis

S

Sarkoidose 33
- DD Lymphom 247
- DD Optikusmeningeom 71
- DD Sialadenitis 186
- DD Sialolithiasis 186
- DD Sjögren-Syndrom 189
- DD Tuberkulose 244

Sarkom
- adenoid-zystisches 143 ff
- DD Zyste, nicht-dentogene 149

Schädelbasis 1 ff
Schallleitungsschwerhörigkeit 25
Schilddrüsenadenom
- DD Schilddrüsenkarzinom 232
- DD Struma 228
- Isthmus/Lobus pyramidalis 152

Schilddrüsenkarzinom 230 ff
- differenziertes 228
- undifferenziertes 228

Schildknorpelfraktur 135 ff
Schmincke-Tumor 119
Schwannom 33
- DD Arachnoidalzyste 6
- DD Meningeom 16

Sialadenitis 183 ff
- myoepitheliale s. Sjögren-Syndrom

Sialadenose
- Sialadenitis 186
- Sialolithiasis 186
- Sjögren-Syndrom 189

Sialolithiasis 183 ff
Sicca-Syndrom 187
Sinusitis 81 ff
- chronische 87
- - Pilzinfektion 92
- mykotische 91
- - invasive 96
- - Sinusitis 83

Sinusitisrezidiv 84
Sinusvenenthrombose 36
- DD Otitis media 37

Sjögren-Syndrom 187 ff
- DD Sialadenitis 186
- DD Sialolithiasis 186

Speicheldrüse 174 ff
- submentale, akzessorische 176

Speicheldrüsenabszess 190 ff
Speicheldrüsenkarzinom 199 ff
Speicheldrüsentumor 177
Speicheldrüsenvariante 175 ff
Spondylitis, rheumatoide 111
Spondyloarthropathie, seronegative 111
Spondylodiszitis 109 ff
Spongiose 25
Stewart-Morel-Syndrom 1
Strahlenneuropathie 58
Strahlensialadenitis 183, 185
Streptococcus pneumoniae 36

Struma
- diffusa 226
- multinodosa 226 ff
- DD Schilddrüsenkarzinom 232

Sutur
- DD Felsenbeinfraktur 32
- DD Mittelgesichtsfraktur 80

T

Teratom 219
Thalidomid 27
Thornwaldt-Zyste 106 ff
Thrombophlebitis, akute 210
Thrombose 117
Thymuszyste 204
Tinnitus 25, 42
Tolosa-Hunt-Syndrom 75
Tonsillenlymphom 122 ff

Torquierung
- DD Aneurysma, Arteria carotis interna 213
- DD Dissektion, Arteria carotis interna 213

Toxizität 96
Toxoplasmose 57
Treacher-Collins-Syndrom 175
Trommelfellriss 30
Trousseau-Syndrom 208
Tuberkulose 242 ff

Sachverzeichnis

Tumor
- DD Abszess
- - parapharyngealer   117
- - zervikaler   216
- dentogener   149
- DD Dysplasie, fibröse   11
- DD Mukozele   90
- Mundhöhlenabszess   161
- DD Nasen-Rachen-Syndrom   98
- Orbitopathie, endokrine   52
- DD Papillom, invertiertes   100
- DD Phlegmone   216
- DD Pilzinfektion   92
- Pneumatisation, Pyramidenspitze   24
- DD Rhabdomyosarkom   48
- Speicheldrüse, submuköses   114
- zystischer   6
Tumorinfiltration   136

V

Varizen   60

W

Waldeyer-Rachenring   103
- Tonsillenlymphom   124
Warthin-Tumor   178 ff
- DD Adenom, pleomorphes   195
- DD Sjögren-Syndrom   189
- DD Speicheldrüsenabszess   191
- DD Speicheldrüsenkarzinom   201
Wegener-Granulomatose
- DD Karzinom, glottisches   146
- DD Larynxödem   134

Z

Zenker-Divertikel   129 ff
- DD Abszess, prävertebraler, zervikaler   140
Zungenkarzinom   168 ff
Zweitneoplasie   173
Zylindrom
- DD Adenom, pleomorphes   195
- DD Lymphom   197
Zystadenolymphom   178
Zyste   70
- branchiogene
- - DD Abszess
- - - parapharyngealer   117
- - - zervikaler   216
- dentogene   156 ff
- einfache   158
- follikuläre
- - DD Ameloblastom   167
- lymphoepitheliale
- - benigne   189
- - DD Speicheldrüsenabszess   191
- - DD Warthin-Tumor   180
- nasolabiale   158
- nicht-dentogene   147 ff
- - DD Zyste, dentogene   158
- odontogene   90
- radikuläre
- - DD Ameloblastom   167
Zytomegalie   57

261

Pareto.
Direkt zur Diagnose

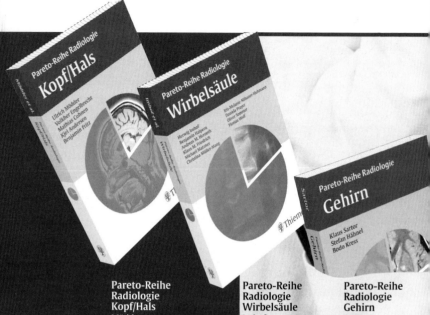

Pareto-Reihe Radiologie Kopf/Hals
Mödder
2006. 272 S., 259 Abb., kt.
ISBN 3 13 137121 8 **€ 49,95**

Pareto-Reihe Radiologie Wirbelsäule
Imhof
2006. 328 S., 288 Abb., kt.
ISBN 3 13 137141 2 **€ 49,95**

Pareto-Reihe Radiologie Gehirn
Sartor
2006. 312 S., 336 Abb., kt.
ISBN 3 13 137111 0 **€ 49,**

Schnelle Hilfe bei der täglichen Befundungsroutine:

- **Die häufigsten Diagnosen** jeder Organregion mit wirklich aussagekräftigen Abbildungen

- **Fakten, Fakten, Fakten:**
  – Kurzdefinition
  – Zeichen der Bildgebung
  – Klinik
  – Differenzialdiagnose
  – Typische Fehler

- **Kompaktes Kitteltaschenformat** – immer griffbereit!

- **Absolut verlässlich:** Die deutschen Top-Experten als Autoren

Sie befunden Standarddiagnosen in Windeseile.
Und gewinnen Zeit für die richtig knifflligen Fälle.

Ihre Bestellmöglichkeiten:

Telefonbestellung: 0711/89 31-900

Faxbestellung: 0711/89 31-901

Kundenservice @thieme.de

www.thieme.de

Thieme